치료 효과 높이고 재발 막는 항암요리

암을 이기는
최고의 식사법

만들기 쉽고 입맛 돋우는
항암 요리를 소개합니다

암은 우리나라 사람들의 사망 원인 1위로 꼽히는 데다가 환자 수도 매년 늘고 있습니다. 마켓온오프 이용자들로부터 항암 식단에 관한 문의도 잦아졌습니다. 새삼 항암 식단의 중요성을 느꼈고, 암 환자들과 보호자들에게 실질적인 도움을 줄 수 있는 처방 식단 프로그램을 만들기 위해 노력했습니다. 암 진단을 받고 수술했다는 환자, 항암치료를 받으며 식사로 힘들어하는 가족을 둔 보호자, 암 치료를 받고 나서 재발 방지를 위해 식단을 고민하는 사람 등 다양한 사람들의 사연과 의견에 집중하며 연구를 거듭했습니다.

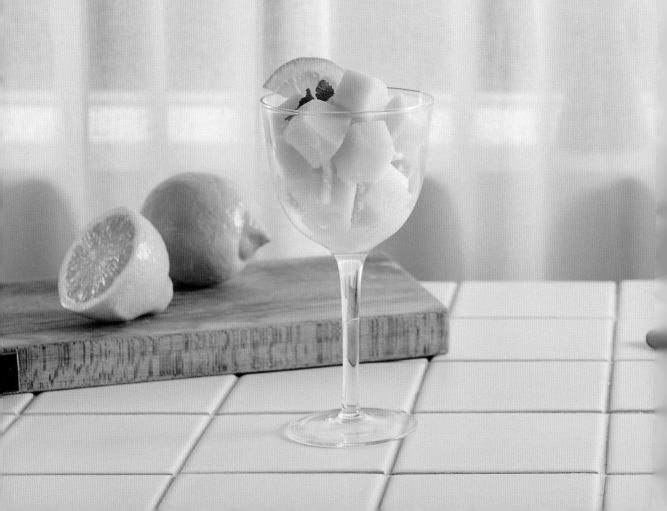

암을 진단받으면 많은 것이 변하게 됩니다. 마음가짐과 신체 반응뿐 아니라 식사와 운동 등 생활 방식에도 변화가 찾아옵니다. 그중에서도 암 치료와 관리에 많은 영향을 미치는 식생활은 환자와 보호자 모두의 걱정거리이자 부담일 것입니다. 하루에 세 번 환자에게 적합한 식사를 준비하는 것은 결코 만만한 일이 아닙니다.

이 책은 일상적인 재료로 누구나 쉽게 만들 수 있는 항암 요리를 제안합니다. 아무리 근사하고 건강에 좋더라도 재료 구하기가 어렵고 만들기가 번거롭다면 환자와 보호자의 고민을 덜 수 없기 때문입니다. 환자들의 요청을 참고해 '증상별 치료식'과 '일상 관리식'으로 나눠 소개했습니다. 항암치료 중이라면 부작용이 있을 때 적용할 수 있는 '증상별 치료식'으로 생기를 찾을 수 있기를, 모든 치료를 마친 암 경험자라면 '일상 관리식'으로 빠르게 일상생활로 돌아갈 수 있기를 바랍니다.

책을 준비하는 내내 어메이징푸드솔루션 전문 영양팀은 수많은 자료를 찾아가며 치열하게 토론하기를 반복했습니다. 팀원들에게 무한한 감사를 드립니다. 허심탄회하고 담담한 이야기로 책의 길잡이 역할을 해주신 환자와 보호자들에게도 진심 어린 인사를 올립니다. 또한 편안하고도 식욕을 돋우는 이미지를 만들어준 사진팀, 좋은 책을 만들기 위해 노고를 아끼지 않은 리스컴 식구들에게도 감사를 전합니다.

우리가 원하지 않더라도 암은 늘 주위를 맴돌며 우리를 위협하고 있습니다. 속속 밝혀지고 있듯이 암은 식습관과 밀접한 관련이 있기에, 암 예방은 물론 암을 이겨내는 데에도 식단이 중요합니다. 모든 암 환자와 보호자들이 암을 이겨내는 데 이 책이 작은 도움이 되기를 바랍니다.

박현진(어메이징푸드솔루션 대표, 영양학 박사)

Contents

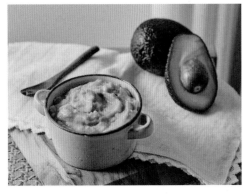

─────── 1장 ───────

암과 식습관

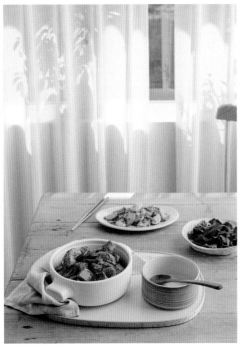

2장
증상별 치료식

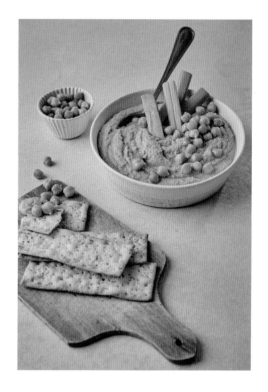

Contents

———— 3장 ————

일상 관리식

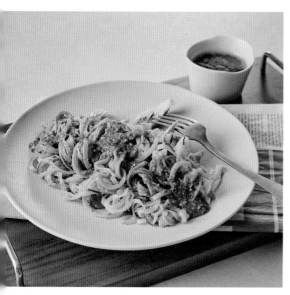

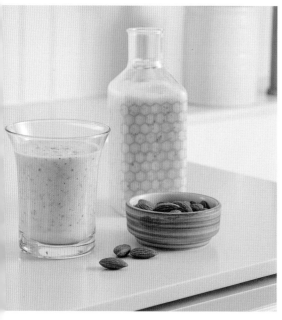

1장

암과
식습관

통계청 집계 이래 우리나라에서 사망 원인 1위를 차지하고 있는 것은 바로 암입니다. 암은 유전을 비롯해 생활습관, 환경 등 여러 가지 원인으로 발생하지만, 무엇보다 식습관과 가장 밀접한 관련이 있는 것으로 잇따라 밝혀지고 있습니다. 특히 가장 흔히 걸리는 위암과 대장암, 최근늘어나는 췌장암 등의 원인으로 불규칙한 식사, 자극적인 음식, 서구화된 식습관 등이 지목되고있습니다. 암을 극복하는 해답도 식습관에서 찾아야 합니다. 어떤 식습관이 올바른 것이고, 암을극복하려면 어떤 식단을 준비해야 하는지 지금부터 하나하나 살펴볼까요?

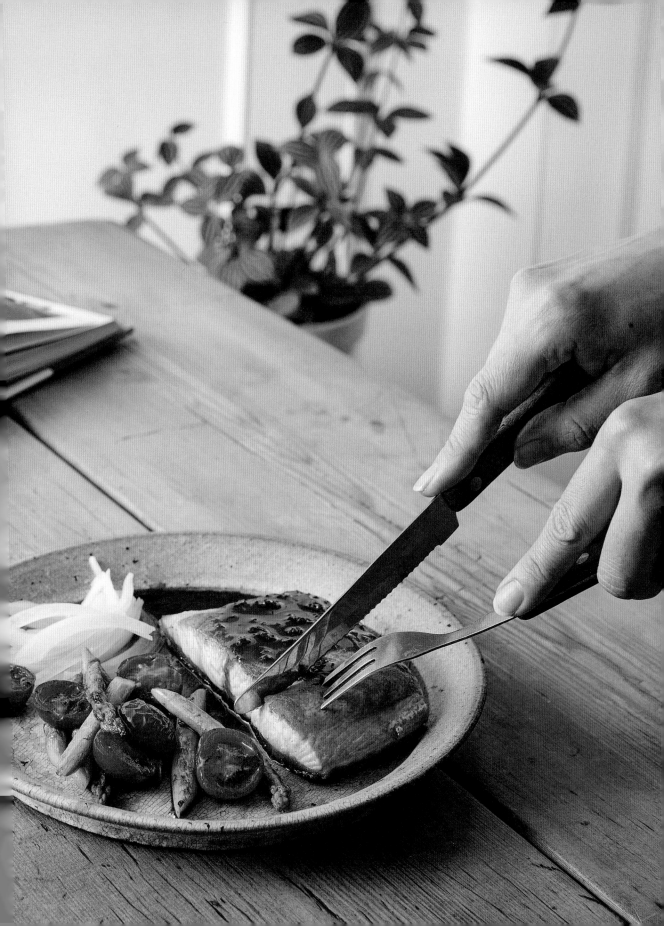

암은 어떤 병이고 누가 걸릴까?

**세포가
과다 증식하면
암이 된다**

통계청에서 발표한 우리나라 사람들의 사망 원인(2020년)을 살펴보면 암이 압도적으로 1위를 차지하고 있습니다. 게다가 2015년 이후 신규 암 발생자가 매년 꾸준히 증가하는 추세여서 앞으로 암 환자는 더 늘어날 것으로 보입니다. 이 무서운 암을 극복하려면 암이 무엇인지부터 정확히 아는 게 중요합니다.

인간의 정상적인 세포는 세포 내 조절기능에 의해 분열·증식하며 성장하고 수명이 다하면 소멸하면서 세포 수의 균형을 유지합니다. 이 과정에서 여러 가지 원인으로 세포가 원래의 기능을 잃어버리고 비정상적으로 변해 불완전

양성종양과 악성종양

양성종양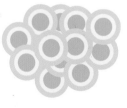

악성종양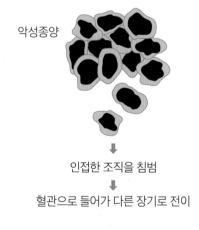

인접한 조직을 침범

혈관으로 들어가 다른 장기로 전이

출처 : 국립암센터

하게 성숙하고 과다하게 증식하며 종양을 만들게 됩니다. 이를 암이라고 정의합니다.

종양은 양성과 악성으로 분류할 수 있으며, 암은 악성종양을 말합니다. 섬유종이나 지방종 같은 양성종양은 성장에 한계가 있고 옆 조직을 침범하거나 전이를 일으키지 않아 별로 문제 될 게 없습니다. 하지만 악성종양은 조직에 침입해 다른 부위로 옮아가 조직을 파괴할 뿐 아니라 감염, 용혈, 빈혈, 호르몬 이상 등의 변화를 일으키므로 치명적인 해를 입힐 수 있습니다.

한국인의 37.4%가 암에 걸린다

통계청이 1983년 관련 통계를 작성한 후부터 꾸준히 사망 원인 1위는 암이었습니다. 2019년 통계 자료에 따르면 폐암, 간암, 대장암, 위암으로 인한 사망률이 가장 높았고, 남성이 여성보다 1.6배 높았습니다. 우리나라 국민의 기대수명을 83세로 볼 때 암에 걸릴 확률은 37.4%이며 남성의 5명 중 2명, 여성의 3명 중 1명에게 암이 발생할 것으로 예견됩니다.

국제암연구소(IARC)에 따르면 암으로 사망한 사람들의 사망 요인 중 30%는 식습관과 연관되어있다고 합니다. 이는 만성감염(10~25%)이나 직업, 유전, 음주, 호르몬, 방사선, 환경오염(각 1~5%) 등의 요인보다 높은 수치입니다. 최근 10년간 발병률이 높았던 위암, 대장암, 췌장암 역시 불규칙한 식사와 자극적인 음식, 서구화된 식습관 등이 원인으로 꼽히고 있습니다. 따라서 올바른 식습관은 암 발병은 물론 암으로 인한 사망을 예방하는 가장 기본적이고 중요한 부분이라고 할 수 있습니다.

실제로 세계보건기구(WHO)에 따르면 전체 암 환자의 절반 이상은 생활습관 개선과 조기 검진을 통해 암을 예방할 수 있다고 합니다. 암 예방을 위해 건강한 식습관의 실천이 꼭 필요하며, 더 나아가 정기적인 암 검진을 통해 조기 발견과 치료가 이루어져야 할 것입니다.

유전부터
식습관까지
다양한 암의 원인들

| 가족력

혈연 간에 유전자를 일부 공유하고 있어 발병하는 경우를 유전적 요인이라고 합니다. 가족력은 이런 유전적 요인을 비롯해 생활환경과 생활습관이 비슷해서 나타나는 후천적 요인도 포함한 개념입니다. 따라서 가족력이 있다고 해도 건강한 생활습관과 식습관 등으로 환경을 잘 교정하면 암 발병률을 낮출 수 있습니다.

암 중에서도 대장암과 유방암은 가족력으로 인한 발병률이 다른 암에 비해 2~3배 더 높은 것으로 나타납니다. 만약 가족 중에 관련 암 환자가 있다면 40세 이전부터 정기적인 조기암 검진을 받을 필요가 있습니다.

| 운동 부족

운동은 혈액순환과 직접 연관되므로 암 발병과도 밀접한 관련이 있습니다. 운동할 때 발생하는 활성산소(ROS)는 산화 스트레스를 일으키지 않고 세포가 고유한 기능을 원활히 수행하도록 돕기 때문에 몸속에 불필요한 노폐물이 쌓이는 것을 막아줍니다.

실제로 하루 30분, 주 5회 이상의 꾸준한 운동은 암 발병률을 50% 이상 낮춘다는 연구들이 있습니다. 이에 전문가들은 땀이 날 정도의 고강도 운동을 최소 30분, 주 5회 목표로 꾸준히 할 것을 권하고 있습니다.

| 식습관

식습관은 위, 식도, 대장 등의 소화기계 암 발병과 관련성이 높습니다. 특히 고온에서 조리한 음식과 탄 음식은 벤조피렌

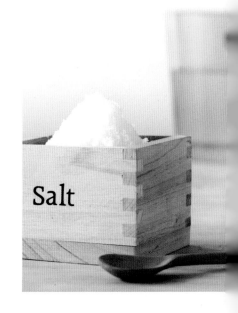

과 같은 발암물질을 생성해 위암을 일으킵니다. 숯불구이, 직화구이처럼 직접 구워 먹는 조리법은 되도록 삼가는 게 좋습니다. 짜게 먹는 식습관 역시 위점막을 손상해 위암을 유발할 수 있으므로 싱겁게 먹는 습관을 들이는 것이 좋습니다.

대장암은 돼지고기, 쇠고기, 양고기 등의 붉은 고기와 소시지, 햄 등의 가공식품을 지나치게 섭취하는 것과 연관이 있습니다. 주 2회 미만으로 섭취를 줄이고 육류 대신 생선, 달걀, 두부 등을 먹는 것으로 바꿔나가는 것이 바람직합니다.

음주

음주로 인한 암의 직접적인 원인은 술의 종류나 마시는 방법이 아니라 음주의 양과 빈도입니다. 과음과 잦은 음주는 알코올을 대사하는 간과 혈액의 기능을 떨어뜨릴 뿐 아니라 대사 과정에서 생성되는 발암물질이 체내 장기, 특히 간을 손상합니다. 음주가 잦으면 손상된 간세포가 재생되지 못한 채 계속 손상이 이어지므로 간암이 발생할 위험이 커집니다.

절주, 가능하다면 금주를 권장하며, 만약 술을 마셨다면 3~4일은 반드시 금주해 손상된 간과 체내 장기가 회복될 수 있는 시간을 갖도록 합니다. 또한 안주는 될 수 있는 대로 수분함량이 높은 과일, 채소 등을 곁들여 알코올 분해에 도움이 되게 합니다.

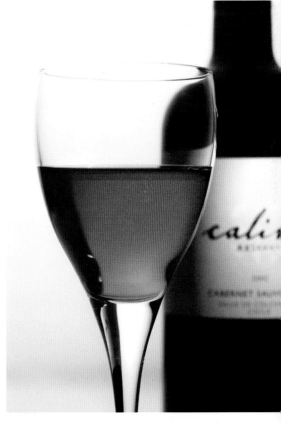

노화

일반적으로 암은 나이가 들수록 발병률이 증가합니다. 이는 평생 받는 스트레스와 만성질환 등의 유해 요인들로 인해 몸이 지속해서 손상되고, 이때 손상된 세포들의 회복 능력이 노화로 떨어지면서 암으로 진행되기 때문입니다. 특히 전립샘암은 노화로 인한 발병률이 높은 암 중의 하나로 예방이 중요합니다. 보통은 만 60세 이후부터, 가족력이 있는 경우라면 만 40세부터 반드시 정기적인 검사를 받아야 합니다.

| 호르몬

암 중에서도 유방암은 성호르몬 분비와 관련이 높습니다. 특히 초경이 빨랐거나 출산과 수유 경험이 없는 여성, 호르몬 약을 장기간 복용한 여성이라면 유방암에 주의해야 합니다. 이러한 원인으로 발병하는 유방암은 전체 유방암의 약 70% 정도로 많은 부분은 차지합니다. 출산과 수유, 호르몬제 복용 여부에 따라 35세를 전후해 조기암 검진이 필요할 수 있습니다.

| 감염

헬리코박터 파일로리(Helicobacter pylori)는 우리나라 사람들의 60~70%가 감염된 균으로 흔히 한 그릇에 담긴 음식을 여럿이 나눠 먹을 때 타액에 의해 감염됩니다. 감염 초기에는 증상이 없거나 위염, 위궤양 등으로 나타나지만 지속되면 위암으로 발전할 수 있습니다. 관련 연구들을 보면 헬리코박터 파일로리균에 감염된 사람은 그렇지 않은 사람보다 위암 위험률이 3배 이상 높다고 보고하고 있습니다. 음식을 섭취할 때 개인 접시에 덜어 먹거나 식전에 손을 깨끗이 씻는 등 위생적인 식습관을 반드시 실천해야 합니다.

| 흡연

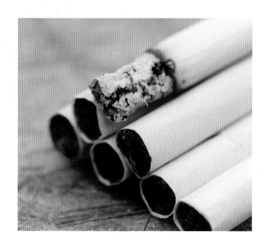

국제암연구소에서는 흡연을 1그룹 발암 요인으로 지정하고 있습니다. 흡연은 혈중 코엔자임 Q10의 농도를 낮춰 혈액 내 전달 능력을 떨어뜨리고 혈관 내피 세포와 미토콘드리아, DNA의 직접적인 손상을 일으킵니다. 또한 흡연으로 인한 발암물질은 간에서 대사되기 때문에 흡연은 간암의 직접적인 원인이 되기도 합니다. 발암의 명확한 원인인 만큼 암 예방을 위해서는 금연이 필수적이라고 할 수 있습니다.

┃대기오염

폐암은 흡연 외에 여러 환경적 요인으로 발병할 수 있습니다. 예를 들어 음식을 조리할 때 생기는 다환방향족탄화수소(PAH)와 벤조피렌 같은 물질, 라돈과 같은 방사성 물질, 건물을 지을 때 혹은 건물이 노화되어 나오는 석면 등이 원인이 됩니다. 이러한 대기 중의 발암물질이 몸속으로 들어와 폐 조직을 괴사시키거나 섬유화를 일으키면 폐암으로 진행할 수 있습니다. 이를 예방하려면 환기를 자주 하고 수분과 비타민을 충분히 섭취해 몸속에 쌓인 불순물들이 몸 밖으로 원활히 배출되게 해야 합니다.

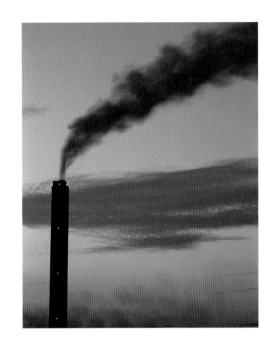

┃기저질환

폐렴이나 폐결핵, 만성폐쇄성폐질환 같은 폐 질환이 있는 사람은 대기 중에 있는 유해 입자, 즉 미세먼지나 석면 등으로 인한 폐 손상이 건강한 사람들보다 빨라서 폐암 발병 위험이 2~3배 높습니다. 또한 염증성 장 질환, 대장용종과 같이 만성적인 장 질환이 있는 사람일수록 대장암으로 발전할 확률이 높습니다. 이러한 기저질환이 있다면 1년에 1회 이상 정기적인 건강검진을 받아야 합니다.

암의 주요 원인과 증상, 예방 식품

위암	원인	헬리코박터 파일로리 균 감염, 식이 요인(매운 음식, 탄 음식, 뜨거운 음식, 염장 음식, 훈제 음식의 섭취 등), 음주, 흡연, 유전적 요인
	증상	초기에는 증상이 거의 없음. 암이 진행되면 구토, 연하 곤란, 소화불량, 복부 팽만감, 식욕부진, 체중 감소, 빈혈, 토혈, 혈변 등이 나타남
	예방 음식	우유와 유제품, 신선한 녹황색 채소, 과일
폐암	원인	흡연, 연소 관련 발암물질·석면·라돈·미세먼지 등의 대기오염, 만성폐쇄성폐질환이 있는 경우, 유전적 요인
	증상	초기에는 증상이 없거나 기침, 가래, 혈담, 가슴 통증 등이 나타남. 암이 진행되면 호흡곤란, 쉰 목소리, 체중 감소 등이 나타남
	예방 음식	신선한 녹황색 채소, 과일, 비타민 A·베타카로틴·비타민 C가 많은 식품
간암	원인	지나친 음주, 간염, 알코올성 간경변증
	증상	초기에는 증상이 거의 없음. 암이 진전되면서 서서히 식욕부진, 체중 감소, 복통, 피로감, 호흡곤란 등이 나타남
	예방 음식	양질의 단백질 식품, 비타민·미네랄 등이 많은 식품
대장암	원인	육류와 육가공품 등 동물성 고지방 식품의 지나친 섭취, 음주, 식이섬유 섭취가 부족한 식습관, 대장용종, 만성 염증성 장 질환
	증상	대부분 증상과 통증이 없으며 증상이 나타나는 경우 이미 상당히 진행된 것임. 복통, 피로감, 식욕부진, 상 항문 출혈, 혈변이 나타남.
	예방 음식	식이섬유가 풍부한 식품(신선한 채소, 과일, 콩 등), 셀레늄·칼슘의 충분한 섭취, 적정량의 양질의 단백질 식품

유방암	원인	이른 초경, 늦은 폐경, 출산이나 수유를 하지 않은 경우, 비만, 음주, 가족력
	증상	초기에는 통증이 없고 가슴에 잘 움직이는 덩어리가 만져지며 점차 주위 조직과 유착되어 고정됨. 암이 진행되면 피부 궤양, 유두의 혈성 분비물이 나타남
	예방 음식	저지방식, 저칼로리식, 채소와 과일 위주의 식사
자궁암	원인	사람유두종바이러스(HPV) 감염, 인체면역결핍바이러스 감염, 흡연, 채소·과일의 섭취가 적은 식습관, 유전적 요인
	증상	초기에는 증세가 없거나 배변, 배뇨 시 출혈이 있음. 암이 진행되면 악취가 나는 분비물, 골반 통증, 요통, 체중 감소 등이 나타남
	예방 음식	저지방식, 저칼로리식, 채소와 과일 위주의 식사
전립샘암	원인	고령, 인종(흑인, 백인, 동양인 순으로 발병률이 높음), 당뇨병, 비만, 동물성 고지방 위주의 식습관, 가족력
	증상	50세 이상의 남성에게서 주로 나타남. 처음에는 뚜렷한 증상이 없다가 암이 진행되면 배뇨 등 신장 기능 장애가 나타남
	예방 음식	저지방식, 저칼로리식, 채소와 과일 위주의 식사

암을 극복하려면 어떻게 먹어야 할까?

**암 치료에 맞는
영양 공급이
중요하다**

환자의 영양 상태는 암 예방은 물론 치료에도 매우 중요합니다. 영양 상태가 암에 걸리는 비율, 걸린 이후의 사망률, 치료 효과를 비롯해 삶의 질에도 영향을 미치기 때문입니다.

암을 치료하기 위해 방사선치료, 수술요법, 약물치료, 면역요법, 골수이식 등의 방법이 이용됩니다. 항암치료는 대부분 환자에게 큰 신체적 자극을 주므로 많은 영양 문제가 발생할 수 있고, 이에 따른 적절한 영양 공급이 필요합니다.

▎방사선치료 시 식생활

방사선(X선, γ선, 전사선)을 조사하여 빠르게 성장하는 암세포를 죽이거나 종양의 크기를 줄이는 국소 치료법입니다. 이 치료를 받으면 식욕부진, 메스꺼움, 피로감 등과 같은 부작용이 생길 수 있습니다. 암세포뿐만 아니라 골수, 위장 점막세포와 같은 정상 세포에도 영향을 주어 많은 영양 문제가 발생하게 됩니다.

▎수술요법 시 식생활

종양을 제거하거나 증상을 완화하기 위해 시행합니다. 이때 암 전이를 막고 병의 진행을 늦추기 위해 약물치료나 방사선치료를 병행하게 됩니다. 수술 부위에 따라 영양 상태에 미치는 영향도 다르므로, 그에 맞춘 식사 계획을 짜야 합니다.

| 약물치료 시 식생활

화학요법으로 암세포를 죽이는 내과적, 전신적 약물치료를 뜻합니다. 수술할 수 없거나 수술 후 재발했을 때 주로 쓰입니다. 항암치료에 사용하는 약물들이 식욕부진, 메스꺼움, 기관 손상 등을 일으켜 직·간접적으로 영양불량을 초래하기 때문에 적절한 식이요법이 필요합니다.

| 면역요법 시 식생활

신체 내의 면역 체계를 자극해 암세포를 파괴합니다. 일반적으로 약물치료보다 부작용이 가볍다고는 하지만, 이 방법 역시 메스꺼움, 구토, 설사, 구강 통증, 구강 건조, 식욕부진 등의 증세와 음식에 대한 맛의 변화, 소화계 이상, 장점막 염증과 궤양 등이 나타나므로 증상에 따라 적절한 영양 공급을 해야 합니다.

| 골수이식 시 식생활

백혈병 환자에게 혈구를 만드는 골수 조직을 이식하는 치료법으로, 조직의 거부 반응을 억제하기 위해 면역억제제를 사용합니다. 골수이식 환자는 메스꺼움과 구토, 설사 등의 증세가 나타날 뿐 아니라 면역 작용이 극도로 떨어져 있어서 익힌 음식만 먹어야 하는 등 영양 공급에 특히 주의해야 합니다.

**암을 이기는
특별한 밥상은
균형 잡힌 밥상이다**

암을 치료하는 동안에 '잘 먹음'으로써 환자는 암과 암 치료에 대처하는 데 필요한 영양 상태를 유지할 수 있습니다. 또한 치료에 따르는 부작용을 더 잘 극복할 수 있으며, 감염의 위험을 줄일 수 있습니다. 항암치료로 인해 손상된 세포를 빨리 재생시키는 데도 '잘 먹는' 것이 큰 도움이 됩니다.

그렇다면 어떤 음식, 무슨 영양소를 섭취해야 '잘 먹는' 걸까요? 안타깝게도 암을 낫게 하는 특별한 식품이나 영양소는 지금까지 세상에 존재하지 않습니다. 균형 잡힌 식사로 좋은 영양 상태를 유지하는 것이 가장 좋은 방법입니다. 즉 여러 가지 음식을 골고루 먹음으로써 충분한 열량과 단백질, 비타민, 미네랄을 섭취해야 암을 이겨낼 수 있습니다.

치료의 부작용을 극복할 수 있는 **식단을 준비한다**

환자가 좋은 영양 상태를 유지하게 하려면 컨디션을 잘 살펴 그에 맞는 식단을 준비해야 합니다. 예를 들어 설사나 변비 같은 증상은 건강한 사람에게는 별반 문제가 되지 않지만, 체력이 떨어지기 쉬운 암 환자에게는 위험 신호입니다. 이런 증상이 있을 때는 한 번에 조금씩 자주 먹는 것, 물을 충분히 마시는 것 등이 도움이 됩니다. 설사에는 부드럽게 익힌 채소, 맑은 국물, 이온음료, 따뜻한 보리차 등이 효과적이고, 변비에는 통곡식, 고구마, 생채소, 생과일, 해조류 등 식이섬유가 많은 식품이 필수입니다.

암 자체와 항암치료로 인해 가장 흔하게 일어날 수 있는 부작용은 식욕부진입니다. 이때는 환자가 잘 먹는 음식이 좋은 음식이고, 환자의 식욕이 당길 때가 가장 적절한 식사 시간입니다. 환자가 원하지 않는 건강식품을 억지로 권하기보다는 다소 자극적이더라도 입맛 당기는 음식을 준비하는 게 효과적이고, 조리법을 달리하거나 그릇을 바꿔보거나 외식을 계획해보는 등 식사 분위기에 변화를 주는 센스도 필요합니다.

구강 통증이나 건조증, 메스꺼움과 구토 등의 증상은 먹는 것 자체를 고통스럽게 만듭니다. 이때는 통증 부위에 따라 조리나 섭취 방법에 주의를 기울여야 합니다. 입이나 목에 통증이 있을 때는 부드러운 음식, 빨대로 먹을 수 있는 음식을 준비하는 것이 좋고, 자극적인 음식, 뜨거운 음식 등은 피해야 합니다. 메스꺼움이나 구토로 힘들어한다면 냄새가 적고 차가운 음식이 도움이 됩니다. 또한 냄새에 예민할 수 있으므로 환기를 적절히 해 공기를 쾌적하게 유지해야 합니다. 구강건조증을 호소할 때는 레몬이나 오렌지 같은 새콤달콤한 과일, 음료, 껌, 사탕 등 침의 분비를 돕는 간식을 준비해보세요.

부족한 영양소를 파악해 보충한다

특정 식품을 권장하는 증상도 있습니다. 빈혈이 나타나면 철 결핍성인지 비타민B12 결핍성인지 파악해 해당 영양소가 풍부한 식품을 자주 밥상에 올려야 합니다. 쇠고기, 돼지고기 등의 붉은 고기나 달걀, 두부 같은 단백질 급원 식품에는 철분뿐 아니라 비타민 B6도 듬뿍 들어있어 빈혈에 도움이 됩니다. 이때 비타민 C 함유량이 높은 채소나 과일을 함께 먹으면 흡수율을 높일 수 있습니다. 부갑상샘기능저하증이 발생하여 칼슘 수치가 떨어지면 칼슘이 많은 음식을 섭취해야 합니다.

암 종류와 치료 방법에 따라 식품을 제한한다

반대로 식품 섭취가 제한되는 경우도 있습니다. 간암에는 금주가 필수이고, 방사선요오드 치료를 받을 때는 해조류를 멀리해야 합니다. 유방암으로 타목시펜과 같은 항호르몬 치료를 받는다면 콩으로 만든 식품을 제한해 식물성 에스트로겐을 섭취하는 일이 없도록 해야 안전합니다.

감염 예방을 위해 조리와 위생에 신경 쓴다

음식을 통한 감염에 특별히 신경 써야 하는 환자도 있습니다. 항암 화학 요법이나 방사선치료 후 백혈구 수가 감소한 경우가 그렇습니다. 이때는 박테리아균 등에 의한 감염을 예방하는 것이 중요하므로 반드시 익힌 음식만 제공하고, 조리한 음식이라도 되도록 빨리 먹게 하세요. 음식을 조리하기 전이나 식사 전에 손을 씻는 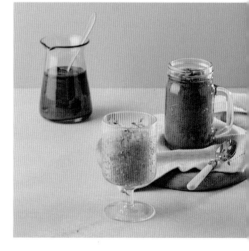 것, 조리에 사용하는 도구, 그릇, 수저를 소독하는 것 등 기본 수칙을 엄수하는 것도 필수입니다.

항암치료와 영양 문제

치료 방법	치료 부위	부작용(영양 문제)
방사선치료	혀, 편도, 인두, 후두, 턱	**급성** 점막염, 구내염, 구강건조증, 미각 이상, 미각 상실, 우식증, 침의 점성화 **만성** 인후의 궤양, 구강건조증, 이미각증(맛을 잘 못 봄), 우식증, 치아 상실
	식도, 흉부 등	**급성** 식도염, 부전실어증 **만성** 식도섬유증, 식도 협착
	위, 간, 췌장, 담도, 소장, 쓸개	**급성** 구토, 메스꺼움, 장염, 흡수 불량, 설사 **만성** 궤양, 흡수 불량, 천공, 섬유종, 협착, 출혈, 협착 폐쇄
	부인계, 비뇨기계, 대장, 직장	**급성** 장염, 설사 **만성** 만성 대장염, 만성 결장염 섬유증, 협착, 천공, 괴사
수술요법	뇌와 목 부분의 근치적 수술	정상적인 영양 섭취에 변화가 생겨 심한 영양불량 유발, 저작과 연하 곤란
	식도 절제	위 운동 감소, 위산 생성 감소, 누공 생성, 식도 협착, 조기 만복감, 구토, 미주신경 절단술에 의한 이차적 위울체, 지방변증, 설사
	미주신경 절제	지방 흡수 불량과 설사, 위 운동 감소, 덤핑증후군(위문괄약근 절제 시)
	위 절제	조기 만복감, 덤핑증후군, 저혈당, 지방·단백질 흡수 불량, 엽산 결핍, 내인성 인자의 결핍, 비타민 B12 흡수 불량, 철분·칼슘·지용성 비타민 흡수 불량
	소장 절제	설사, 지방변증, 지방·지용성 비타민 흡수 불량, 담즙 손실, 탈수증, 수술 후 위산 과다 분비, 과수산뇨증, 신결석 위험 증가, 비타민 B12·칼슘·마그네슘 흡수 감소
	대장 절제	나트륨·전해질 불균형
	췌장 절제	당뇨병, 지방·단백질·지용성 비타민·미네랄 등 흡수 불량

치료 방법	치료 부위	부작용(영양 문제)
항암제 화학요법	전신	메스꺼움, 구토, 식욕부진, 피로, 구강과 인후두의 통증, 점막 염증, 미각 장애
면역요법	전신	메스꺼움, 구토, 설사, 점막 궤양, 소화기계 장애, 구강 건조와 통증, 미각 장애, 식욕부진
골수이식	골수	**수술 직후(48시간)** 구토, 메스꺼움, 설사 **수술 후 1개월** 구강 섭취 불가능, 경장 영양 또는 정맥 영양 **수술 후 2개월** 점막염, 식도염, 위염, 타액 분비 저하

출처 : <임상영양관리 지침서>, 대한영양사협회, 2013

건강한 일상이 건강한 몸을 만든다

암 예방을 위한
식습관
5원칙

| 원칙 1 균형 잡힌 식단을 짠다

미국암협회(ACS)와 미국암연구협회(AICR)에서는 암 치료 시 충분한 채소와 과일, 곡류, 양질의 단백질 식품과 유제품을 섭취하도록 권장하고 있습니다. 특히 채소와 과일은 다양한 색깔의 식품을 통해 충분한 비타민과 미네랄을 흡수할 수 있다고 말합니다. 식사를 준비하기 전에 채소와 과일, 곡류, 양질의 단백질 식품, 유제품 등이 고루 들어있는지 살펴보고 부족한 영양소가 없도록 신경 쓰는 것에서 항암 식단은 시작됩니다.

곡류는 두세 가지의 잡곡을 섞어 먹는 것이 좋습니다. 단백질 식품은 어육류와 콩류, 난류 등이 있는데, 지방 함량이 많지 않은 살코기 위주로 먹기를 권장합니다. 지방의 과다 섭취는 지나친 체중증가로 이어질 수 있고, 비만은 암 치료에 도움이 되지 않을 수 있습니다. 또한 하루 1~2회 유제품을 먹어 칼슘을 포함한 여러 미네랄과 비타민을 섭취할 수 있게 합니다.

| 원칙 2 채소와 과일을 충분히 먹는다

충분한 채소와 과일 섭취는 각종 암(대장암, 위암, 직장암) 예방에 탁월한 효과가 있습니다. 특히 채소와 과일에 들어있는 항산화 비타민, 미네랄, 식이섬유, 피토케미컬 등이 암 발생 위험을 줄일 수 있습니다. 세계암연구

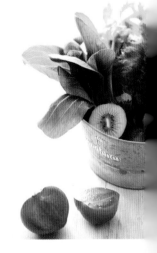

기금과 미국암연구소 등에서는 채소와 과일 섭취가 구강암, 인후두암, 식도암, 위암, 대장암, 폐암, 췌장암, 전립샘암 등 다양한 암을 예방한다고 보고했습니다.

원칙 3 저염식을 한다

우리나라 사람들은 나트륨 섭취량이 많은 편입니다. 식품의약품안전평가원의 분석 결과에 따르면 2018년 우리 국민의 하루 나트륨 섭취량은 세계보건기구(WHO) 권고량인 2,000mg(소금 5g)보다 1.6배 높은 3,274mg입니다. 특히 65세 미만의 성인 남성은 WHO 권고량의 두 배 수준에 달하는 3,977~4,421mg을 날마다 섭취했습니다.

나트륨은 위 점막의 세포를 자극해 음식 속의 발암물질이 잘 흡수되도록 합니다. 간접적이지만 발암물질의 역할을 할 수 있으므로 섭취를 줄이는 것이 좋습니다.

원칙 4 탄 음식을 피한다

쇠고기, 돼지고기 등의 육류를 그릴 또는 숯불로 구운 음식이나 훈제한 식품은 피해야 합니다. 육류나 생선을 높은 온도에서 조리할 때 벤조피렌 같은 발암물질이 생기는데, 이것이 DNA의 돌연변이를 일으켜 결국 암을 유발하는 것으로 알려져 있습니다. 고기가 타서 생성된 벤조피렌은 기름을 타고 고기 전체에 퍼지기 때문에 탄 부위만 잘라내고 먹는 것은 별 의미가 없다고 합니다. 육류나 생선을 조리할 때는 애초에 타지 않도록 익히는 방법이나 온도, 조리 시간 등을 잘 조절해야 합니다.

원칙 5 붉은 고기와 가공육 섭취를 줄인다

붉은 고기와 육가공품은 대장암과 직장암을 유발할 수 있습니다. 햄·소시지 등 육가공품을 만들 때는 먹음직스러운 붉은색을 내기 위해 발색제인 아질

산염을 사용하는데, 이 성분은 접촉하는 부위에 직접 암을 유발합니다. 식품 첨가물이 들어있지 않은 붉은 고기도 암 유발 식품으로 분류되는 것은 단백질원보다 포화지방 함량이 높고, 구울 때 고기 표면에 생기는 그을음 등이 발암물질이 될 수 있기 때문입니다.

국제암연구소 보고서에 따르면 가공육을 하루 50g씩 섭취할수록 대장암 발생 위험이 18%씩 증가하며, 붉은 고기를 하루 100g씩 섭취할수록 대장암 위험이 17%씩 증가한다고 합니다. 이처럼 가공육이나 붉은 고기는 암 발생과 밀접한 관계가 있으므로 될 수 있는 대로 멀리하는 것이 좋습니다.

암 예방을 위한 생활습관 7원칙

원칙 1 규칙적인 식사와 배변을 지킨다

식사를 불규칙하게 하면 인체는 칼로리가 부족한 상태로 인식해 지방을 더 비축할 수 있는 체질로 몸을 변화시킵니다. 하루 세끼의 규칙적인 식사로 인체가 항상 칼로리 소비를 고르게 할 수 있도록 하고, 부득이하게 늦은 저녁 식사를 할 때는 식사량을 조금 줄여야 살이 찌지 않습니다.

규칙적인 배변 습관도 체내 노폐물을 제거해 몸의 순환을 원활하게 만들어줍니다. 충분한 수분과 채소, 과일 섭취로 배변 활동이 원활히 일어나도록 하는 것이 중요합니다.

원칙 2 매일 30분 이상 운동한다

꾸준한 유산소운동은 체내 노폐물을 배출하고 신선한 산소를 공급해 암 예방에 도움이 됩니다. 걷기, 달리기, 등산 등의 유산소운동을 하루 30분, 주 5회 이상 할 것을 권장하며, 땀이 날 정도의 고강도 운동을 최소 주 2회 이상 하는 것이 바람직합니다.

원칙 3 건강 체중을 유지한다

비만인 사람은 대장암, 유방암, 췌장암, 자궁내막암 등의 발병률이 더 높을 뿐 아니라, 비만인 암 환자는 정상 체중의 암 환자보다 치료 예후가 좋지 않다는 보고가 있습니다. 자신의 적정 체중 범위를 알아두고 식사량, 활동량 등을 조절해야 합니다.

체질량 지수를 계산해 건강 일기를 꾸준히 쓰면서 체중 관리를 하면 더 효과적입니다. 체질량 지수란 몸무게를 키의 제곱으로 나눈 값으로, 18.5 미만이면 저체중, 18.5~24.9이면 정상 체중, 25~29.9이면 과체중, 30 이상이면 비만으로 봅니다. 예를 들어 키가 163cm이고 몸무게가 70kg인 사람이라면 체질량 지수가 26.3이 되어 과체중에 해당합니다.

체질량 지수 = 몸무게(kg) ÷ 키의 제곱(㎡)

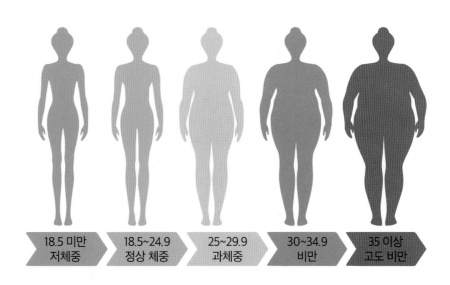

| 18.5 미만 저체중 | 18.5~24.9 정상 체중 | 25~29.9 과체중 | 30~34.9 비만 | 35 이상 고도 비만 |

예) 키 163cm, 몸무게 70kg인 사람의 체질량 지수는?

70kg ÷ (1.63m × 1.63m) = 26.3kg/㎡ ➡ 과체중

▎원칙 4 담배는 무조건 멀리한다

절대 금연은 기본이고, 남이 피우는 담배 연기도 피해야 합니다. 담배와 담배 연기에는 중독을 일으키는 니코틴을 포함해 60여 종의 발암물질이 들어 있습니다. 스스로 금연하는 것이 어렵다면 금연 상담전화나 지역 보건소의 금연 프로그램, 병의원의 금연치료 등을 활용하는 것도 좋은 방법입니다.

▎원칙 5 음주는 한 잔이라도 피한다

하루 한두 잔의 술은 건강을 해치지 않는다고 생각하지만, 세계보건기구(WHO) 산하 국제암연구소(IARC)는 알코올을 1그룹 발암물질로 정의하며, 한두 잔의 음주로도 구강암, 식도암, 간암 등의 발병률이 두세 배 더 높아진다고 보고합니다. 암 예방을 위해서는 금주가 최선입니다.

▎원칙 6 B형간염과 자궁경부암 예방접종을 받는다

예방접종만으로도 감염으로 인한 암을 예방할 수 있습니다. B형간염 바이러스는 간암을 유발하며, 사람유두종바이러스 감염은 자궁경부암의 가장 큰 원인입니다. 현재 이 두 가지 질병은 국가필수예방접종으로 예방할 수 있으며, 보건소나 의료기관에서 감염증 백신을 접종받을 수 있습니다.

▎원칙 7 주기적으로 검진을 받는다

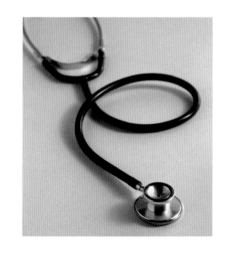

암을 조기에 발견하는 것도 중요합니다. 위암, 간암, 대장암, 유방암, 자궁경부암 등 한국인에게서 흔히 나타나는 암들은 간단한 방법으로 검진할 수 있습니다. 증상이 없다 하더라도 암 조기 검진 지침에 따라 정기적으로 검사를 받도록 합니다.

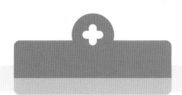

국가암정보센터의 국민 암 예방 수칙

1 담배를 피우지 말고, 남이 피우는 담배 연기도 피한다.

2 채소와 과일을 충분히 먹고, 다채로운 식단으로 균형 잡힌 식사를 한다.

3 음식을 짜지 않게 먹고, 탄 음식을 먹지 않는다.

4 암 예방을 위해 하루 한두 잔의 소량 음주도 피한다.

5 주 5회 이상, 하루 30분 이상, 땀이 날 정도로 걷거나 운동한다.

6 자신의 체격에 맞는 건강 체중을 유지한다.

7 예방접종 지침에 따라 B형간염과 자궁경부암 예방접종을 받는다.

8 성 매개 감염병에 걸리지 않도록 안전한 성 생활을 한다.

9 발암성 물질에 노출되지 않도록 작업장에서 안전 보건 수칙을 지킨다.

10 암 조기 검진 지침에 따라 검진을 빠짐없이 받는다.

소문을 바로 알면 건강이 보인다

**암에는 고기가
안 좋다?**

고기를 먹으면 암을 키울 수 있다는 이야기가 있습니다. 하지만 미국암연구협회(AICR)의 연구 보고에 따르면 암을 일으키는 주요 원인은 육류 자체가 아니라 그 섭취량과 조리법입니다. 권장량을 지키고 삶기, 찌기 등의 조리법으로 조리해 먹는다면 암이 생기거나 퍼지지 않습니다.

암 환자는 무엇보다 체력이 중요한데, 고기의 지방과 단백질은 체중 감소를 막는 좋은 칼로리 공급원이 됩니다. 특히 단백질은 암 수술 후 수술 부위가 잘 아물게 하고, 항암치료를 받을 때 세균 감염을 예방하거나 항체가 잘 생성되도록 합니다. 다양한 고기를 주 3~4회, 1회에 손바닥 크기 정도 먹는다면 치료에 도움이 됩니다. 다만 햄, 소시지, 베이컨과 같은 육가공품은 피해야 합니다.

**탄 음식은
암을 유발한다**

알려진 대로 동물성 식품은 불에 타면 지방이 타면서 발암물질이 생깁니다. 고기나 생선을 석쇠, 그릴 등과 같이 불에 직접 굽는 방식으로 조리하다 보면 겉면이 그을리거나 타기 쉽습니다. 이때 벤조피렌이라는 발암물질이 생성되는데, 이 물질은 DNA 복제와 전사 과정에서 돌연변이를 유발해 암을 초래합니다.

탄 부분을 잘라내고 먹으면 된다고 생각하기 쉽지만, 발암물질은 지방을 타고 고기 전체에 퍼지기 때문에 잘라낸다고 완전히 제거되는 것은 아닙니다. 불에 굽기보다 삶아 먹는 것이 좋습니다.

백미, 백설탕 등 흰 음식은 **반드시 피해야 한다?**

밀가루, 백미, 백설탕 등의 흰 음식은 정제 과정에서 여러 영양 성분과 식이 섬유가 떨어져나가 혈당 수치를 빠르게 높일 수 있습니다. 암 수술 후 후유증으로 혈당 조절이 어렵거나 기저질환으로 당뇨병이 있는 환자라면 흰쌀밥보다 잡곡밥을, 백설탕보다 천연 설탕을 먹는 것이 좋습니다. 설탕 대신 천연 감미료를 먹는 것도 도움이 됩니다. 하지만 혈당 조절이 필요한 경우가 아니라면 먹고 싶은 욕구를 억제하느라 스트레스를 받는 것보다 가끔 맛있게 먹고 기분전환을 하는 것도 나쁘지 않습니다.

백미 역시 혈당 조절이 필요한 경우가 아니라면 먹어도 괜찮습니다. 환자가 입맛이 달라지거나 입 안에 염증이 생겨 아플 때는 오히려 부드러운 백미를 먹을 것을 추천합니다.

밀가루도 꼭 피해야 하는 것은 아닙니다. 밥이 싫을 때 빵이나 국수로 에너지를 보충하는 것이 도움이 될 수도 있습니다. 다만 개인에 따라 소화력에 차이가 있어 주의가 필요합니다.

감미료의 특징

감미료	특징
설탕	가장 대중적인 감미료로 1g당 4kcal의 칼로리를 낸다. 혈당을 빨리 올리는 단당류(포도당)로 구성되어 혈당 관리가 필요한 당뇨병과 비만 환자에게는 권장하지 않는다.
올리고당	포도당과 과당이 섞인 형태로 1g당 약 2.6kcal의 칼로리를 낸다. 장내 미생물의 먹이가 되기도 하며 설탕만큼 빠르게 흡수되지 않아 혈당 조절에 용이하다. 설탕보다 단맛이 적으며 고열로 조리하면 단맛이 사라진다.
대체 당 (나트비아, 스테비아)	식물에서 바로 추출한 천연 감미료로 체내에 흡수되지 않고 배출되어 칼로리가 없다.

우유가 암세포를 증식시킨다?

우유가 암을 유발한다는 주장이 있습니다. 세포의 성장을 돕는 IGF-1이라는 성분이 암세포를 증식시킨다는 것인데, 이 성분은 극히 미량으로 이 성분만으로 암세포의 성장을 촉진한다고 볼 수는 없습니다. 우유 속의 항생제 역시 걱정할 필요 없습니다. 항생제 잔류 검사에서 체내 허용기준인 0.01mg/kg을 초과한 우유는 판매할 수 없습니다.

우유에는 칼슘, 비타민, 미네랄 등 다양한 영양소가 가득합니다. 뼈를 건강하게 하고 정상 세포의 발달과 증진을 도우며 항산화작용과 불면증 개선에도 효과가 있습니다. 하루 1잔씩 간식으로 먹을 것을 권장합니다. 다만 암 치료 시에는 우유의 칼슘 성분 때문에 약의 흡수율이 떨어질 수 있으니, 약을 먹기 2시간 전이나 후에 먹는 것이 좋습니다.

생채소보다 익힌 채소가 좋다?

암 환자는 채소와 과일도 익혀 먹어야 한다고 생각하는 사람이 많습니다. 간혹 항암치료로 인해 면역력이 급격히 떨어져 병원에서 모든 음식을 익혀 먹도록 권장하는 경우가 있습니다. 이런 환자는 감염의 우려가 있어 채소와 과일을 모두 익혀 먹어야 합니다. 그러한 경우가 아니라면 신선한 생채소와 생과일을 먹어도 무방합니다.

중요한 것은 생으로 먹느냐 익혀 먹느냐보다 다양한 조리 방법으로 여러 채소를 골고루 먹는 것입니다. 다만 소화기관에 무리가 가지 않게 조금씩 먹는다거나 부드럽게 만들어 먹는 등 환자의 상태에 맞게 섭취하도록 합니다.

비타민제가 식품보다 영양 효율이 높다?

과일과 채소 같은 자연식품을 먹지 않고, 비타민제나 항산화제를 통해 영양을 섭취하려는 경우가 있습니다. 이것이 과연 건강에 이로울까요?

자연식품에는 비타민이나 항산화성분만이 아니라 다양한 영양물질이 수백 종 이상 들어있어, 이것을 먹으면 수많은 영양물질을 섭취하게 됩니다. 하지만 화학적으로 합성한 비타민제나 항산화제는 특정 영양소를 보충할 수는 있어도, 자연식품처럼 다양한 영양물질을 섭취하는 효과는 기대할 수 없습니다. 특정 비타민이 심하게 결핍되어 병원에서 영양제로 섭취할 것을 권고받은 경우가 아니라면 비타민제를 군이 섭취할 필요는 없습니다. 암 환자는 고른 영양 섭취가 중요합니다. 약에 의존하기보다 자연이 선물한 음식을 고루 먹어서 여러 영양 성분을 골고루 섭취하는 게 좋습니다.

암을 치료하는
식품이 따로 있다?

암 치료에 식이요법이 무엇보다 중요합니다. 그렇다고 해서 식품이 암 치료제라도 되는 것처럼 맹신하는 것은 바람직하지 않습니다. 항암 성분이 함유된 식품들이라고 해도 암의 예방과 치료에 도움을 줄 수는 있지만 암 치료에 직접적인 작용을 하는 것은 아닙니다.

특히 약용식품이나 건강기능식품은 장기간 섭취하면 간기능 저하나 간 독성이 나타날 수 있고, 항암제와 같은 약물들과의 상호작용으로 부작용이 일어날 수도 있습니다. 암에 효과적이라고 알려진 특정 식품을 집중적으로 먹는 것보다 여러 가지 음식을 골고루 먹어 영양 상태를 유지하는 것이 좋습니다.

항암치료 중에
외식은
피해야 한다?

항암치료 중에는 음식을 조심해야 한다는 생각에 외식을 피하는 경우가 많습니다. 자극적인 외식보다는 순하고 영양 균형 잡힌 음식이 좋겠지만, 암 환자라고 해서 외식을 무조건 피해야 할 이유는 없습니다. 식욕이 없거나 기분 전환을 하고 싶을 때는 외식이 도움이 될 수 있으니, 당기는 메뉴가 있다면 시도해보는 것도 괜찮습니다. 다만 대장암, 위암처럼 수술 후 식사요법이 필요한 경우에는 메뉴 선택에 주의해야 합니다. 또한 항암 치료 시에는 너무 자극적이고 첨가물 등이 많이 들어간 메뉴는 피하는 것이 좋습니다.

제철 식재료가
좋다

제철 식재료는 사람이 그 계절을 나는 데 필요한 영양이 고루 담겨있습니다. 예를 들어 더운 여름에는 수박, 오이와 같이 수분이 많은 재료가 나와 우리 몸에 수분을 충분히 공급해줍니다. 면역력이 낮아지는 겨울에는 몸을 따뜻하게 하고 호흡기 건강을 증진하는 유자, 브로콜리와 같은 재료들이 나옵니다. 제철 식품은 계절별로 그 기후에 적응하며 자라나기 위해 자가 면역력을 만들어내는데, 이 성분들 덕분에 면역력을 높이는 항암식품이 될 수 있습니다.

1월		솔부추, 취청오이, 방울양배추, 우엉, 팽이버섯, 레몬, 감귤, 레드향
2월		봄동, 유채나물, 시금치, 연근, 딸기, 천혜향, 한라봉
3월		돌나물, 미나리, 달래, 머윗대, 세발나물, 비트, 목이버섯, 호박씨
4월		산마늘, 아스파라거스, 노각, 쑥, 머위, 두릅, 냉이, 씀바귀, 더덕, 고사리, 마늘, 그린빈, 완두, 파인애플
5월		곰취, 상추, 숙주나물, 피망, 오이, 호박잎, 취나물, 쪽파, 죽순, 양배추, 쑥갓, 방풍나물, 마늘종, 고구마순, 밀, 오디, 하귤
6월		방울토마토, 열무, 부추, 근대, 곤드레, 울외, 삼채, 엉겅퀴, 적채, 보리, 보리수 열매, 체리, 살구, 앵두, 참외, 애플망고, 산딸기, 복분자, 매실

7월		토마토, 아욱, 깻잎, 셀러리, 애호박, 가지, 비름나물, 꽈리고추, 도라지, 고추냉이, 양파, 감자, 밤콩, 강낭콩, 옥수수, 구기자, 수박, 자두, 용과, 블루베리, 아로니아
8월		방아잎, 치커리, 붉은 고추, 참나물, 여주, 알로에, 신선초, 호밀, 청귤, 포도, 복숭아, 멜론
9월		동아, 토란대, 인삼, 칡, 야콘, 고구마, 노루궁둥이버섯, 영지버섯, 능이버섯, 표고버섯, 팥, 참깨, 귀리, 기장, 조, 찹쌀, 흑미, 율무, 오미자, 대추, 은행, 사과, 배, 무화과
10월		청경채, 갓, 고들빼기, 대파, 콩잎, 수세미, 순무, 생강, 토란, 히카마, 느타리버섯, 새송이버섯, 양송이버섯, 대두, 백태, 서리태, 들깨, 수수, 쌀, 녹두, 메밀, 아마란스, 모과, 머루, 땅콩, 밤, 호두
11월		섬초, 얼갈이배추, 배추, 총각무, 파프리카, 단호박, 늙은호박, 마, 무, 강황, 울금, 가지버섯, 쥐눈이콩, 현미, 결명자, 유자, 석류, 감, 잣
12월		브로콜리, 콜리플라워, 당근, 콜라비, 돼지감자, 상황버섯, 키위

출처 : 농림축산식품부

가까이할수록 암과 멀어지는 식품들

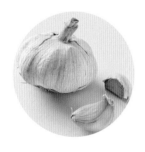

마늘

마늘에 풍부한 알리신은 마늘 특유의 냄새를 나게 하는 성분 중 하나로, 강력한 살균작용을 할 뿐만 아니라 암 예방에서도 탁월한 효과를 냅니다. 특히 소화기계통의 암에 효과적이어서 미국암센터에서도 마늘을 암 예방에 좋은 첫 번째 음식으로 손꼽을 정도입니다.

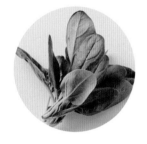

시금치

사포닌, 비타민 C, 베타카로틴이 듬뿍 들어있어 면역력 강화는 물론 항암치료에 도움을 줍니다. 또한 대장암과 피부암의 암세포 증식을 억제하는 데 효과적인 루테인 성분도 풍부합니다. 시금치에 많다고 알려진 엽산은 위암과 대장암을 예방하는 성분으로 주목받고 있습니다.

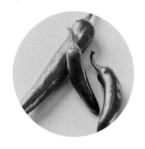

고추

항암식품으로 꼽히는데, 고추의 매운맛 성분인 캡사이신이 암세포의 미토콘드리아에 있는 단백질과 결합해 암세포를 죽게 하기 때문입니다. 또한 항산화작용, 염증 억제작용을 통해 조직의 산화와 손상을 막고, 암세포가 종양으로 진행되거나 전이되는 것을 예방해 암 극복에 도움이 됩니다.

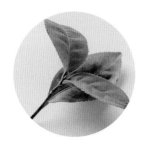

녹차

폐암, 유방암, 전립샘암, 위암, 피부암 등 다양한 암에 예방 효과가 있다고 알려져 있습니다. 이는 녹차 성분 중 떫은맛을 내는 카테킨 덕분으로, 카테킨은 암세포 표면의 단백질에 붙어서 암세포의 증식을 억제함으로써 암의 진행을 막습니다.

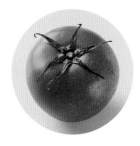

토마토

생리 활성 물질과 비타민 C, 비타민 K 등이 풍부합니다. 빨간색을 나타내는 리코펜은 동맥경화를 유발하는 나쁜 콜레스테롤이 혈관에 과잉 축적되는 것을 방지하며, 심혈관 질환을 예방합니다.

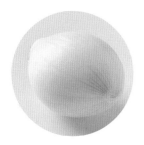

양파

양파의 대표적 성분인 퀘르세틴은 우수한 항산화력을 가진 물질로 산화에 의한 세포 손상을 억제하는 데 유효한 물질입니다. 특유의 냄새와 약간의 쓴맛이 있는 황색의 색소로, 황색을 띠는 껍질 부분에 많이 들어있습니다.

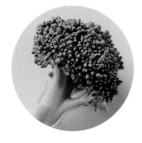

브로콜리

나트륨의 배출을 돕는 칼륨이 많이 들어있습니다. 빈혈을 예방하는 엽산과 비타민 C도 풍부해 상처 회복을 돕고 세포 손상을 방지합니다. 특히 브로콜리에 함유된 설포라페인이 암 예방에 효과적입니다. 종양 억제 유전자를 재발현하도록 돕는 과정을 통해 암세포를 선별적으로 죽이고 암의 진행을 지연시키는 것으로 밝혀졌습니다.

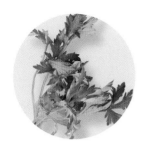

쑥

쑥에 풍부한 베타카로틴은 항산화성분으로 활성산소를 제거하는 데 탁월한 효과가 있습니다. 또한 요모긴과 아르테미시닌은 암세포의 자살을 유도해 암을 예방하고, 쑥의 독특한 향기를 유발하는 치네올은 소화액 분비를 촉진해 위장을 보호함으로써 위암 발생을 막습니다.

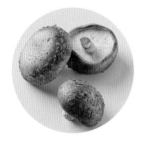

버섯

베타글루칸이 듬뿍 들어있어 암 수술 후 건강관리를 하는 환자에게 추천합니다. 베타글루칸은 항종양과 면역 조절에 효과가 있는 성분으로, 암 예방뿐 아니라 암 관리에도 도움이 됩니다.

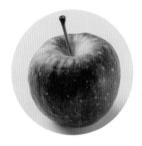

사과

사과의 펙틴에는 대장암 예방에 필수적인 식이섬유가 풍부합니다. 또한 펙틴은 장에서 유해균을 도와 발암물질의 독성을 재생하는 베타글루쿠로니다제의 작용을 억제하는 것으로도 알려져 있습니다. 이러한 작용은 전이로 인해 발생하기 쉬운 간암 예방에도 효과가 있습니다.

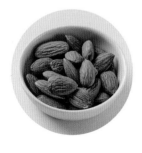

아몬드

항산화 물질인 비타민 E와 셀레늄의 주요 공급원입니다. 강력한 산화방지제 역할을 할 뿐 아니라 암세포가 종양으로 발전되는 것을 저지해 항암식품으로 꼽힙니다. 풍부한 식이섬유는 지방 흡수를 방해하고 포만감을 줍니다.

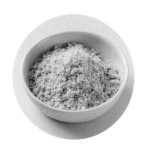

들깨

유방암과 대장암의 발생을 억제하는 데 도움을 줍니다. 들깨에 듬뿍 들어있는 리놀렌산이 암의 자연 발생과 암세포의 혈관 신생 등을 억제하는 데에 효과가 있습니다. 리놀렌산은 불포화지방산의 하나로 항돌연변이와 암세포 증식 억제작용으로 주목받고 있습니다.

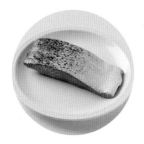

연어

혈관 건강에 좋은 오메가3 지방산이 듬뿍 들어있습니다. 다양한 비타민과 양질의 단백질도 많아 피로를 느끼는 암 환자에게 도움이 됩니다. 붉은 색소 성분인 아스타잔틴은 강력한 항산화성분으로 노화를 예방할 뿐 아니라 면역력을 높이고 항암작용을 하는 것으로 알려져 있습니다.

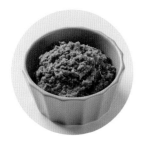

된장

된장의 주재료인 콩에는 제니스틴이 많은데, 발효되면서 항암 효과를 지닌 제니스테인이라는 물질이 만들어집니다. 제니스테인 성분은 각 단계에서 암세포가 성장하는 과정을 차단하고 암세포의 분화를 유도해 암을 효과적으로 예방합니다.

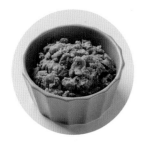

청국장

된장과 마찬가지로 청국장에도 콩이 발효되면서 제니스테인이 만들어집니다. 제니스테인은 구조가 여성호르몬인 에스트로겐과 비슷해 여성들에게 문제가 되는 폐경기 증후군, 골다공증, 유방암 등을 예방하는 효과가 있습니다.

뚝딱 맛있게 만드는 조리 비결

기본양념 | 소금·설탕·고추장은 줄이고 천연 조미료로 맛 낸 비법 양념

암 예방 수칙에서는 '싱겁게', '자극적이지 않게', '덜 달게' 등을 강조합니다. 그런데 이런 원칙을 지키면서 조리하다 보면 맛을 놓치기 쉽습니다. 나트륨과 당분의 함량은 적으면서 재료 본연의 영양과 맛은 살릴 수 있는 비법 양념을 미리 만들어두면 언제든 맛있는 항암 식단을 뚝딱 차릴 수 있습니다.

▌간장볶음 양념

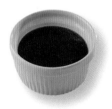

쓰임
불고기 등 볶음 요리를 만들 때 고기 밑간으로 사용하는 간장 양념. 고기 100g당 30g(2큰술)씩 사용한다. 예) 불고기 낙지볶음

재료
간장 200g(3/4컵), 올리고당 200g(2/3컵), 맛술 90g(6큰술), 양파 200g(1개), 배 200g(1/2개), 다진 마늘 30g(1⅔큰술), 후춧가루 조금, 멸치 가루·마른 새우 가루·홍합살 가루·표고버섯 가루(선택) 0.2g씩

만들기
1 모든 재료를 믹서에 넣고 곱게 간다.
2 밀폐용기에 담아 냉장고에 두면 한 달 정도 보관할 수 있다. 1주일 정도 숙성시키면 더 맛있다.

tip 천연 조미료인 멸치 가루, 새우 가루, 홍합살 가루, 표고버섯 가루 등을 넣으면 감칠맛이 올라가지만 없으면 넣지 않아도 됩니다.

간장조림 양념

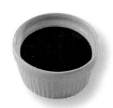

쓰임

건어물이나 채소 등을 조리거나 볶을 때 두루 사용하는 간장 양념. 채소 100g당 15g(1큰술)씩 사용한다. 예) 연어 데리야키구이, 황태구이, 떡갈비, 반숙달걀장, 두부면 잡채

재료

간장 200g(3/4컵), 올리고당 150g(1/2컵), 다진 마늘 20g(3⅓작은술), 후춧가루 조금, 표고버섯 가루 · 당근 가루(선택) 0.1g씩

만들기

1 모든 재료를 고루 섞는다.

2 밀폐용기에 담아 냉장고에 두면 3개월 정도 보관할 수 있다.

tip 천연 조미료인 표고버섯 가루, 당근 가루 등을 넣으면 좋지만 없으면 넣지 않아도 됩니다.

매운 볶음 양념

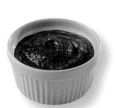

쓰임

고기나 해물을 매콤하게 볶을 때 사용하는 고추장 양념. 고기 100g당 30g(2큰술)씩 사용한다. 예) 매콤 토마토소스 닭볶음탕, 고등어 감자조림

재료

고추장 100g(5큰술), 간장 100g(5½큰술), 올리고당 50g(2¼큰술), 나트비아 20g(1⅔큰술), 고춧가루 40g(5큰술), 양파 50g(1/4개), 사과 50g(1/3개), 생강 20g(3⅓작은술), 맛술 20g(1⅓큰술), 참기름 5g(1¼작은술), 통깨 2g(2/3작은술), 멸치 가루 · 새우 가루 · 표고버섯 가루(선택) 0.2g씩

만들기

1 양파, 사과, 생강, 맛술을 믹서에 넣고 곱게 간다.

2 믹서에 간 재료들과 나머지 재료들을 섞는다.

3 밀폐용기에 담아 냉장고에 두면 한 달 정도 보관할 수 있다. 1주일 정도 숙성시키면 더 맛있다.

tip 천연 조미료인 멸치 가루, 새우 가루, 표고버섯 가루 등을 넣으면 좋지만 없으면 넣지 않아도 됩니다.

초무침 양념

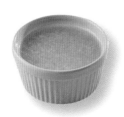

쓰임

해초나 채소를 새콤달콤하게 무칠 때 사용하는 식초 양념. 채소 100g당 10g(2/3큰술)씩 사용한다. 예) 당귀겉절이, 오이 도라지생채

재료

양조식초 100g(1/2컵), 올리고당 60g(2¾큰술), 다진 마늘 50g(2¾큰술), 소금 20g(1⅓큰술)

만들기

1 모든 재료를 고루 섞는다.

2 밀폐용기에 담아 냉장고에 두면 한 달 정도 보관할 수 있다.

tip 고춧가루를 넣어 매콤한 맛을 더해도 좋아요.

❙ 초고추장

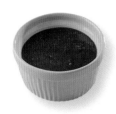

쓰임

해초, 산나물 등을 매콤하게 무칠 때 사용하는 초고추장 양념. 재료 100g당 30g(2큰술)씩 사용한다. 예) 씀바귀 초무침, 삼채 부추무침, 다시마 채소말이

재료

고추장 100g(5큰술), 올리고당 70g(3¼큰술), 식초 35g(2⅓큰술), 사과 30g(1/4개), 배 30g(1/5개), 다진 마늘 25g(1⅓큰술), 고운 고춧가루 8g(1큰술), 레몬즙 4g(3/4작은술), 참깨 조금(1/2작은술)

만들기

1 사과와 배는 껍질과 씨를 제거한 뒤 믹서에 넣어 간다.

2 모든 재료를 고루 섞는다.

3 밀폐용기에 담아 냉장고에 두면 한 달 정도 보관할 수 있다. 1주일 정도 숙성시키면 더 맛있다.

tip 고추냉이를 넣으면 색다른 매운맛과 향을 낼 수 있어요.

❙ 된장무침 양념

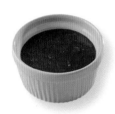

쓰임

채소를 무치거나 볶을 때 넣기도 하고, 쌈에 곁들여 내기도 하는 된장 양념. 채소 100g당 20g(1큰술)씩 사용한다. 예) 두부쌈장과 양배추쌈, 공심채볶음

재료

된장 60g(3큰술), 고추장 15g(3/4큰술), 표고버섯 15g(중간 크기 1개), 양파 15g(1큰술), 대파 10g(1⅔작은술), 마늘 10g(1⅔작은술), 청양고추 3g(1/2개), 나트비아 3g(1/4큰술), 참기름 3g(1/4큰술), 물 80mL(5⅓큰술), 멸치 가루 · 새우 가루 · 홍합살 가루 · 표고버섯 가루(선택) 0.1g씩

만들기

1 표고버섯과 양파, 대파, 마늘, 청양고추를 곱게 다진다.

2 팬에 참기름을 두르고 다진 채소들을 볶는다.

3 채소가 익으면 된장, 고추장, 나트비아, 멸치 가루, 새우 가루, 홍합살 가루, 표고버섯 가루를 넣고 물을 부어 끓인다.

4 한 김 식혀 밀폐용기에 담는다. 냉장고에 두면 한 달 정도 보관할 수 있다.

tip 천연 조미료인 멸치 가루, 새우 가루, 홍합살 가루, 표고버섯 가루 등을 넣으면 감칠맛이 올라가지만 없으면 넣지 않아도 됩니다.

천연 육수 | 국, 찌개, 찜, 죽··· 두루두루 요긴한 국물

육수는 고유의 맛을 지니고 있어 같은 음식이라도 육수에 따라 다양한 맛이 납니다. 한 가지 음식을 계속 먹어야 할 때 육수로 맛에 변화를 주면 좋습니다. 음식을 씹는 게 어렵거나 식욕부진이 심한 항암 환자의 경우에는 입에 맞는 천연 육수를 조금씩 마시거나 천연 육수로 끓인 죽을 조금씩 먹는 것만으로도 기력을 회복하는 데 도움이 됩니다.

| 채수

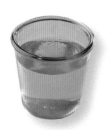

쓰임
나물, 조림, 갈비찜, 영양밥 등에 물 대신 사용할 수 있고 다른 육수와 섞어 쓰기에도 적당한 육수. 예) 부드러운 쇠고깃국, 고사리 들깨나물, 감자 꽈리고추조림, 버섯영양밥

재료
무 500g(1/4개), 양파 100g(1/2개), 대파 50g(1뿌리), 다시마 35g(10×10cm), 마른 표고버섯 5g, 물 2L

만들기
1 냄비에 모든 재료를 넣어 끓인다.
2 물이 끓으면 다시마를 건져내고 30분 정도 더 끓인다.
3 육수를 체에 거른다.

tip 양파를 껍질째 넣으면 향과 영양이 더 좋아요.

| 멸치 육수

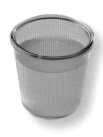

쓰임
찜, 탕, 조림, 수프 등 대부분의 국물 요리에 사용할 수 있는 기본 육수. 예) 연두부 달걀찜, 달걀 순두부탕, 고등어 감자조림, 중국식 게살수프

재료
굵은 멸치 20g(10마리), 마른 새우 10g(20마리), 다시마 35g(10×10cm), 물 2L

만들기
1 멸치는 머리와 내장을 떼어낸다.
2 냄비에 멸치와 마른 새우를 넣고 비린내가 날아가도록 1분간 볶는다.
3 물과 다시마를 넣어 끓이다가, 물이 끓으면 다시마를 건져내고 20분 정도 더 끓인다.
4 육수를 체에 거른다.

tip 밴댕이를 사용하면 또 다른 감칠맛을 느낄 수 있어요. 밴댕이는 5마리 정도만 넣으세요.

| 북어 육수

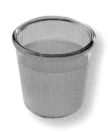

쓰임

무겁지 않은 국물 요리, 생선 맑은탕, 죽, 달걀조림 등에 적합한 육수. 예) 중국식 게살수프, 북어국, 대구맑은탕

재료

북어 대가리 50g(1개), 다시마 35g(10×10cm), 양파 250g(1개), 무 500g(1/4개), 대파 50g(1대), 물 2L

만들기

1 냄비에 모든 재료를 넣어 센 불에서 끓인다.

2 5분간 끓인 뒤 다시마를 건져낸다.

3 30분간 약한 불로 계속 끓인다.

4 육수를 체에 거른다.

| 쇠고기 육수

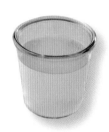

쓰임

쇠고기를 이용한 국물 요리나 여러 조림에 어울리는 육수. 기름을 걷어내고 시원하게 해서 냉면 육수로 활용해도 좋다. 예) 고사리 들깨나물, 잣 누룽지탕, 병아리콩 커리

재료

쇠고기(양지머리) 200g, 양파 50g(1/5개), 대파 50g(1대), 마늘 25g(8개), 통후추 조금, 물 1L

만들기

1 쇠고기를 찬물에 20분간 담가 핏물을 뺀다.

2 냄비에 쇠고기와 물을 넣어 1시간 정도 끓이다가 나머지 재료를 넣고 30분 정도 더 끓인다.

3 육수를 체에 거른다.

| 닭고기 육수

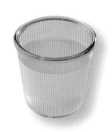

쓰임

닭을 이용한 찜이나 조림, 탕에 사용하면 감칠맛이 아주 좋아지는 육수. 초계탕 같은 새콤달콤한 냉채의 소스나 미역국 같은 국에 사용해도 어울린다. 예) 삼계죽, 중국식 게살수프, 잣 누룽지탕

재료

닭고기 1kg(1마리), 양파 250g(1개), 무 500g(1/4개), 셀러리 50g(1대), 대파 50g(1뿌리), 마늘 30g(10개), 통후추 10알, 월계수 잎 3장, 물 6L

만들기

1 닭고기는 흐르는 물에 씻어 핏물 등의 불순물을 제거한다.

2 끓는 물에 닭고기를 넣고 2분간 데친 뒤 물만 따라낸다.

3 데친 닭고기에 물 6L와 나머지 재료를 넣고 1시간 정도 끓인다.

4 육수를 체에 거른다.

천연 조미료 | 해물과 채소로 만들어 두고두고 쓰는 가루 양념

항암 식단에서 좋은 재료를 고르는 것 못지않게 중요한 것이 바로 요리에 사용하는 양념입니다. 화학 조미료 대신 천연 조미료로 음식의 풍미를 올려보세요. 해물 조미료는 감칠맛과 구수한 맛을 더하고 싶을 때, 채소 조미료는 달짝지근하고 깔끔한 맛을 원할 때 사용하면 좋습니다.

▎해물 조미료

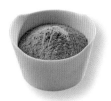

쓰임
육수 없이 간편하게 맛을 내기 좋다. 모든 종류의 조림, 찌개, 국 등에 사용할 수 있다.

재료
굵은 멸치 200g, 마른 새우 200g, 마른 홍합살 200g

만들기
1 굵은 멸치, 마른 새우, 마른 홍합살을 각각 프라이팬에 살짝 볶는다.
2 볶은 해물을 각각 믹서로 곱게 간다.
3 멸치 가루, 새우 가루, 홍합살 가루를 각각 밀폐용기에 담는다.

▎채소 조미료

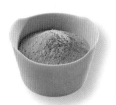

쓰임
채소조림이나 콩조림 등에 넣으면 육수 없이 간편하게 맛을 낼 수 있다. 해물 조미료와 함께 사용하면 감칠맛이 더 올라간다.

재료
마른 표고버섯 200g, 마른 당근 200g

만들기
1 표고버섯과 당근을 가늘게 채 썰어 건조기로 바싹 말린다.
2 잘 마른 표고버섯과 당근을 각각 믹서로 곱게 간다.
3 표고버섯 가루와 당근 가루를 각각 밀폐용기에 담는다.

천연 맛소금 | 색도 예쁘고 향도 은은한 우리집 표 맛소금

짜게 먹는 식습관은 암 발병의 원인이 될 수 있기 때문에 저염식은 암 환자에게 필수입니다. 그렇다고 소금을 안 먹을 수도 없고, 음식이 싱거우면 입맛을 잃기도 쉽습니다. 일반 소금 대신 천연 맛소금으로 나트륨의 함량은 낮추면서 음식의 맛은 살리는 지혜를 발휘해보세요.

▌녹차 소금

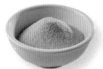

쓰임
고기나 생선을 밑간할 때 사용하면 비린내와 잡냄새를 없애는 데 도움이 된다. 예) 육전

재료
녹차 가루 5g(1/2큰술), 구운 소금 150g(4/5컵)

만들기
1 녹차 가루와 구운 소금을 섞는다.
2 12시간 숙성시켜 사용한다.

▌레몬 소금

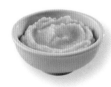

쓰임
상큼한 맛이 나 식욕이 없거나 냄새에 민감한 항암 환자의 증상을 완화하는 데 도움이 된다. 고기, 생선, 해물 등 동물단백질 요리에 적합할 뿐 아니라 샐러드에 곁들여도 어울린다. 예) 토마토 달걀볶음

재료
레몬 140g(1개), 구운 소금 20g(1⅓큰술)

만들기
1 레몬을 깨끗이 씻은 뒤 토막 내어 믹서로 곱게 간다.
2 간 레몬과 구운 소금을 섞는다.
3 24시간 숙성시켜 사용한다.

와인 소금

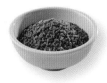

쓰임
항암치료 시 특유의 냄새 때문에 어육류를 먹기 어려울 때 사용하면 냄새는 잡고 풍미는 높일 수 있다. 레드와인 소금은 고기로 만드는 구이, 볶음, 조림 등에, 화이트와인 소금은 생선으로 만드는 구이, 조림, 찜 등에 잘 어울린다. 예) 쇠고기스튜

재료
레드와인(또는 화이트와인) 100g, 굵은소금 150g(1컵), 로즈메리(선택) 적당량

만들기
1 와인을 팬에 붓고 끓여 알코올 성분을 없앤다.

2 어느 정도 졸아들면 소금을 넣어 볶는다.

3 잘 볶아낸 와인 소금을 2~3일 자연 건조한다.

4 로즈메리를 넣어 보관하면 향이 더 좋다.

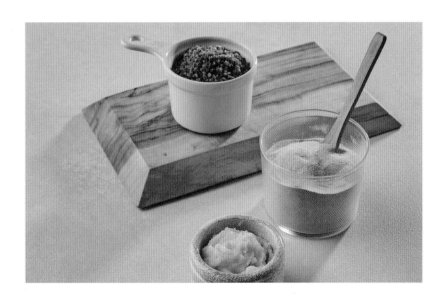

정확한 계량, 균형 잡힌 밥상의 출발이다

**반드시
갖춰야 할
3가지 도구**

▎저울

아날로그 저울보다는 0.1g 단위까지 계량할 수 있는 디지털 저울이 좋습니다. 평평한 곳에 올려놓고 사용해야 하며, 그릇에 담아 잴 때는 그릇을 먼저 올려놓고 영점(tare) 버튼을 눌러 0g을 만든 뒤 재료를 담아 측정합니다.

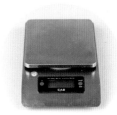

▎계량컵

1컵이 200mL이며, 내용물과 눈금을 정확히 확인하려면 투명한 내열 플라스틱이나 유리로 된 계량컵을 사용하는 것이 좋습니다. 평평한 곳에 올려놓고 재료를 담은 뒤 눈금과 같은 높이에서 봐야 정확하게 계량할 수 있습니다.

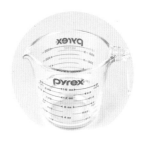

▎계량스푼

적은 양을 계량할 때 유용합니다. 주로 사용하는 것은 1큰술 기준인 15mL, 1작은술 기준인 5mL입니다. 가루나 장류는 수북하게 담은 뒤 젓가락이나 칼등으로 평평하게 깎고, 액체는 넘치지 않을 정도로 찰랑거리게 담습니다.

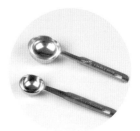

밥숟가락을 사용할 때의 계량

1큰술 = 15mL
가루나 장은 밥숟가락에 수북이, 액체는 밥숟가락으로 3숟가락

1/2큰술 = 7mL
가루나 장은 밥숟가락에 조금 봉긋하게, 액체는 밥숟가락으로 1½숟가락

1작은술 = 5mL
밥숟가락으로 1숟가락

1/2작은술 = 2.5mL
밥숟가락으로 ½숟가락

나트비아를 설탕으로 대체할 때

암 수술 후 후유증으로 혈당 조절이 어렵거나 기저질환으로 당뇨병이 있는 환자도 있어 이 책에서는 설탕 대신 천연 감미료인 나트비아를 사용했습니다. 혈당 관리가 필요하지 않다면 설탕을 사용해도 무방합니다. 분량은 나트비아 양의 1.5배가 적당합니다. 나트비아 1작은술 = 설탕 1½작은술

자주 쓰는 재료의 어림치 무게

채소·버섯	
감자(작은 것) 1개	85g
감자(큰 것)·오이 1개	210g
양파 1개	250g
당근(큰 것) 1개	330g
무 10cm	460g
애호박(큰 것) 1개	280g
고구마 1개	130g
연근 1개	300g
우엉(지름 3cm) 20cm	100g
가지 1개	120g
풋고추(큰 것) 1개	20g
피망 1개	100g
깻잎 10장	10g
대파 1뿌리	45g
배추 1포기	1kg
양배추 1통	800g
시금치 1포기	14g
고사리 1줌	100g
쑥갓·미나리·부추 1줌	100g
콩나물 1봉지	300g

느타리버섯 1개	10g
양송이버섯 1개	17g
표고버섯(큰 것) 1개	20g
팽이버섯 1봉지	100g

고기·달걀	
쇠고기 주먹 크기	120g
닭다리 1개	100g
달걀 1개	50g

해물·건어물	
고등어 1마리	400g
조기 1마리	50g
게 1마리	200g
새우(중하) 1마리	18g
오징어 1마리	250g
칵테일새우 10개	50g
굴 1컵	130g
모시조개 1개	25g
북어포·잔멸치·오징어채 1줌	15g
다시마(10×10cm) 1장	35g

가공식품·우유	
두부 1모	480g
식빵 1장	35g
어묵(네모난 것) 1장	30g
어묵(둥근 것) 10cm	50g
프랑크소시지 1개	35g
밀가루 1컵	100g
우유 1컵	210g

양념·육수	
다진 마늘 1큰술	18g
설탕·나트비아 1큰술	12g
올리고당 1큰술	22g
굵은소금 1큰술	14g
고운소금 1큰술	16g
간장 1큰술	18g
간장 1컵	240g
된장·고추장 1큰술	20g
고춧가루·통깨 1큰술	8g
올리브오일 1큰술	12g
육수 1컵	200g

나만의 건강 밥상을 디자인한다

암 치료 중에는 치료식, 예방·치료 후 관리에는 관리식

이 책은 항암 밥상을 '증상별 치료식'과 '최고의 관리식'으로 나눠 소개하고 있습니다. 암 수술 후 또는 항암치료 중 부작용이 있는 경우라면 우선 2장 증상별 치료식의 메뉴를 활용해 부작용부터 극복해야 합니다. 흔히 겪는 9가지 증상을 중심으로 소개했으니 환자의 상태에 맞는 메뉴를 선택해 식단을 구성하세요. 항암치료가 끝난 뒤에는 3장 최고의 관리식 메뉴를 활용해 일상으로의 회복을 도와야 합니다.

만약 치료 중이라도 별다른 부작용이 없다면 3장의 관리식을 활용하세요. 반대로 항암치료가 끝났는데도 부작용이 남아있다면 계속해서 2장의 치료식을 먹다가 치료가 완전히 끝난 뒤에 관리식으로 바꿔야 합니다. 환자의 건강 상태에 따라 치료식과 관리식을 적절히 활용하는 것이 요령입니다.

어육류 반찬 1가지, 채소 반찬 2가지가 기본이다

항암치료가 끝난 뒤에 암의 재발을 막고 건강한 일상으로 돌아가려면 식단을 통해 암을 지속해서 관리해야 합니다. 건강한 항암 밥상의 시작은 영양소가 고루 포함된 식단 구성에 있습니다.

이 책에서 제안하는 메뉴를 자유롭게 활용해 단백질 반찬 한 가지, 채소 반찬 두 가지로 한 끼를 구성하면 최고의 항암 관리 식단이 될 것입니다. 3장의 고기 & 해물 반찬과 채소 반찬을 적절히 조합해 암 치료에서 중요한 단백질과 식이섬유, 다채로운 항산화 영양소가 고루 들어있는 '나만의 건강 밥상'을 디자인해보세요.

식사로
부족한 영양소는
간식으로 보충한다

항암 식사요법의 포인트는 어느 특정한 영양소만 섭취하는 것이 아니라, 여러 종류의 식품을 날마다 골고루 먹는 것입니다. 곡류, 단백질 식품류, 채소류, 과일류, 유제품류 중 식사로 부족한 것이 있을 때는 간식으로 보충해야 합니다. 3장의 한 그릇 음식과 건강 음료를 활용하세요.

다양한 식품을 통해 영양소를 고루 충분히 섭취하면서 스스로 조절할 수 있는 암 관련 생활인자, 예를 들어 술, 담배, 탄 음식 같은 것을 줄여나가는 것이 암 치료에 가장 이상적입니다. 다음은 적정량의 단백질이 들어있고 다양한 식품이 포함된 항암 식단의 예입니다.

다양한 식품으로 구성한 항암 식단 5가지

	항암 식단 1	항암 식단 2	항암 식단 3	항암 식단 4	항암 식단 4
밥	현미밥	잡곡밥	검은콩밥	곤드레밥	흑미밥
단백질 반찬	불고기 낙지볶음 (p.130)	강황 두부부침 (p.150)	매콤 토마토 닭볶음탕 (p.138)	반숙달걀장 (p.158)	연어 데리야키구이 (p.132)
채소 반찬 1	삼채 부추 무침 (p.208)	애호박 생새우 볶음 (p.194)	고깔양배추 구이 (p.216)	가지 쇠고기 볶음 (p.204)	단호박 고구마 샐러드 (p.206)
채소 반찬 2	브로콜리 마늘볶음 (p.164)	깻잎생채 (p.174)	공심채볶음 (p.202)	도토리묵 참나물 무침 (p.180)	취나물무침 (p.188)
간식	홈메이드 검은깨 우유 (p.264)	타락죽 (p.74)	아몬드 밀크 (p.266)	검은콩죽 (p.120)	연두부 귤 주스 (p.262)

* 고기 & 해물 반찬은 성인 기준 한 끼에 한 주먹 정도의 양을 먹으면 적당합니다.

2장

증상별
치료식

항암치료는 환자에게 여러 부작용과 영양 문제를 일으킬 수 있습니다. 암 자체보다 음식 섭취가 부족해 생긴 영양불량으로 더 힘들어하는 환자도 많습니다. 환자가 겪고 있는 부작용과 상태에 맞춰 적절한 영양을 공급해 환자가 체력을 회복하고 치료 효과를 높일 수 있도록 해야 합니다. 그러려면 정해진 식사 형태를 고집하기보다 환자가 먹을 수 있고 좋아하는 음식을 준비하는 것이 현명합니다. 재료의 종류와 섭취량은 환자의 상태에 맞게 조절해야 하는데, 같은 부작용이라도 환자에 따라 추천되는 음식이 다를 수 있습니다. 그간의 상식이나 습관에만 의존하지 말고 전문가와 상의해 맞춤 처방을 받는 것이 좋습니다. 치료 중 흔히 나타나는 증상을 중심으로 식단 짜는 요령과 레시피를 소개합니다.

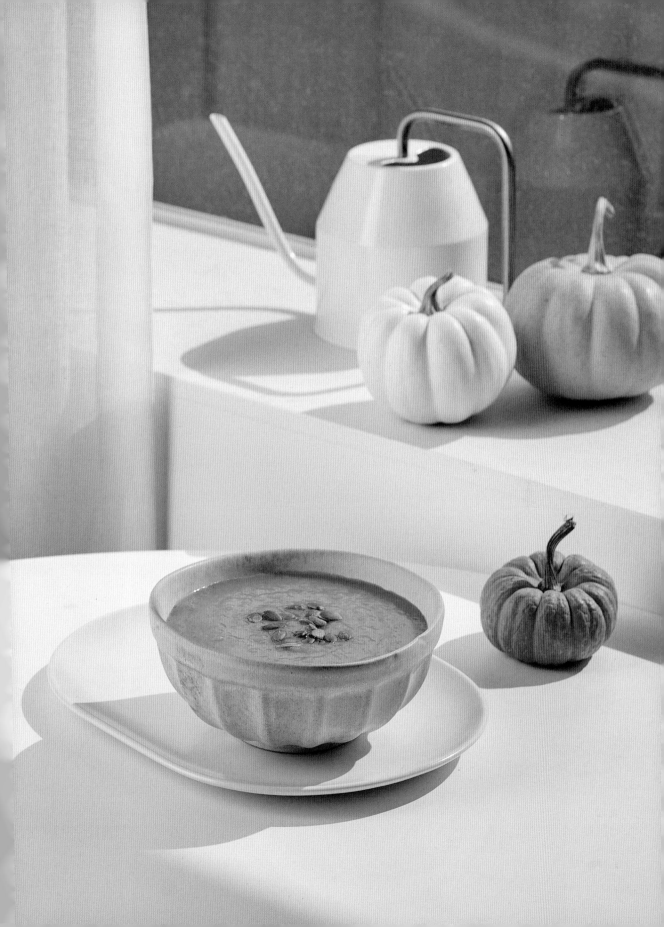

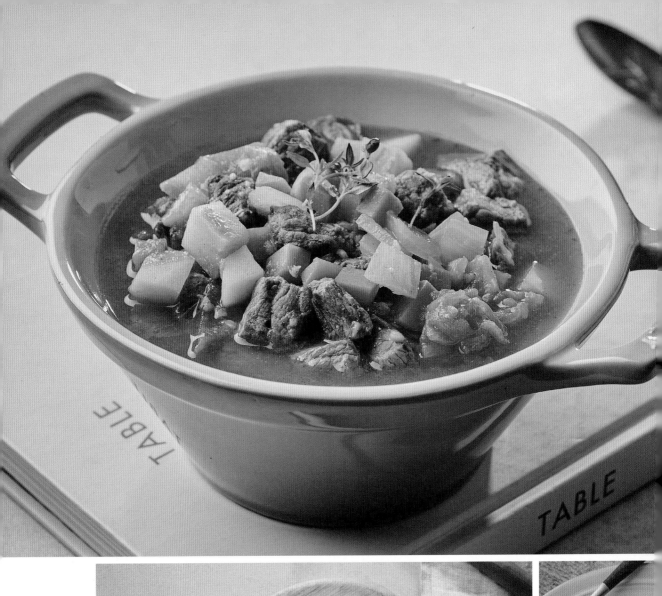

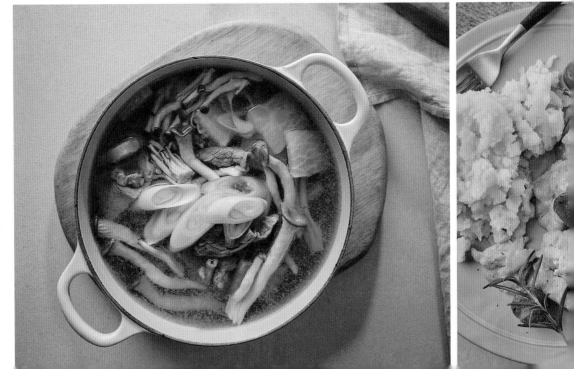

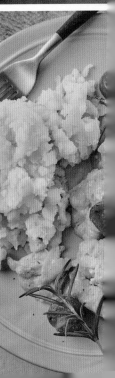

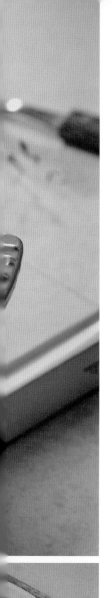

설사

식사 방법 _ 수분과 미네랄 보충하기 + 저자극 식품 조금씩 자주 먹기
추천 음식 _ 이온음료, 따뜻한 보리차, 맑은 육수, 부드럽게 익힌 채소

설사는 항암 화학요법을 비롯해 세균이나 바이러스 감염, 음식에 대한 과민반응과 불쾌감 등 여러 가지 원인으로 생깁니다. 일반인이라면 대수롭지 않게 받아들일 수도 있는 증세지만, 영양소 흡수를 방해하고 지나친 수분 손실로 탈수와 전해질 불균형을 일으킬 수 있어 암 환자에게는 적신호입니다.

　설사 시에는 수분을 충분히 섭취해 탈수를 예방하고, 채소나 과일을 자주 먹어 전해질의 균형을 맞춰야 합니다. 이온음료나 따뜻한 보리차를 자주 마시면 좋고, 부드럽게 익힌 채소와 맑은 국물, 바나나, 복숭아, 으깬 감자 등도 도움이 됩니다. 반대로 장내 가스를 유발하는 콩, 양배추, 브로콜리나 장 점막을 자극해 증상을 악화시킬 수 있는 찬 음식, 뜨거운 음식, 자극적인 음식, 사이다와 콜라 같은 탄산음료, 카페인이 든 커피나 홍차, 초콜릿 같은 간식 등은 섭취를 제한해야 합니다.

스튜는 다양한 재료들을 한데 넣어 장시간 푹 끓여 만드는 서양식 국물 요리입니다. 고기와 채소가 고루 들어가므로 단백질과 각종 미네랄을 보충할 수 있고, 부드러워서 속이 편안합니다. 입맛에 따라 밥이나 빵, 국수 등을 곁들여도 좋아요.

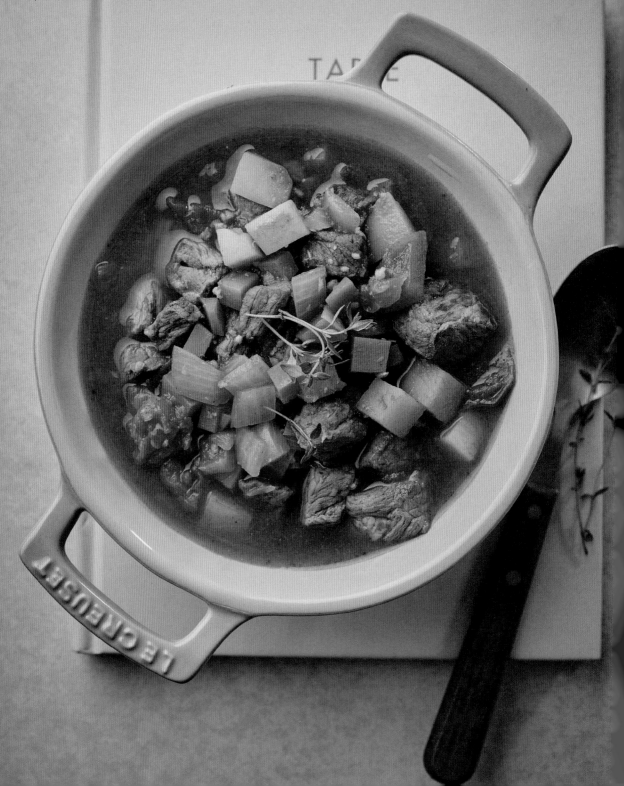

쇠고기 스튜

1인분 칼로리 **250**kcal / 단백질 **17**g

재료 _ 2인분

쇠고기(국거리) 150g	* 와인 소금(p.47 참조)
완숙 토마토 300g	레드와인 100g
양파 120g	굵은소금 150g
감자 100g	로즈메리(선택) 적당량
당근 40g	
다진 마늘 15g(2½작은술)	* 채수(p.43 참조)
올리브오일 5g(1¼작은술)	무 500g
와인 소금* 4g(3/4작은술)	양파 100g
후춧가루 조금	대파 50g
월계수 잎 1~2장	다시마 35g
채수* 200g	마른 표고버섯 5g
	물 2L

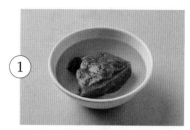

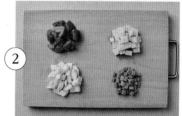

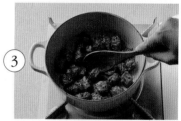

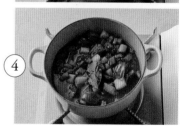

만들기

1 쇠고기는 찬물에 담가 핏물을 뺀다.

2 완숙 토마토, 양파, 감자, 당근은 먹기 좋은 크기로 썬다.
   tip 생토마토가 없을 때는 통조림 토마토를 이용해도 괜찮습니다.

3 팬에 올리브오일을 두르고 쇠고기와 다진 마늘을 넣은 뒤 와인
   소금, 후춧가루로 간해 볶는다.

4 고기가 익으면 양파, 감자, 당근을 넣어 볶다가 완숙 토마토, 채
   수, 월계수 잎을 넣고 중약불로 20분 정도 걸쭉해질 때까지 끓
   인다.

고기를 삼키기 어려운 사람도 부드럽게 넘길 수 있는 쇠고깃국입니다. 설사로 인해 영양분의 흡수가 원만하지 못하면 영양부족이 오거나 면역력이 떨어질 수 있습니다. 이럴 때 샤부샤부용 쇠고기를 이용한 국으로 수분과 함께 단백질을 보충하세요. 고지방 음식은 설사를 일으킬 수 있으므로 쇠고기는 기름이 적은 부위를 선택해야 합니다.

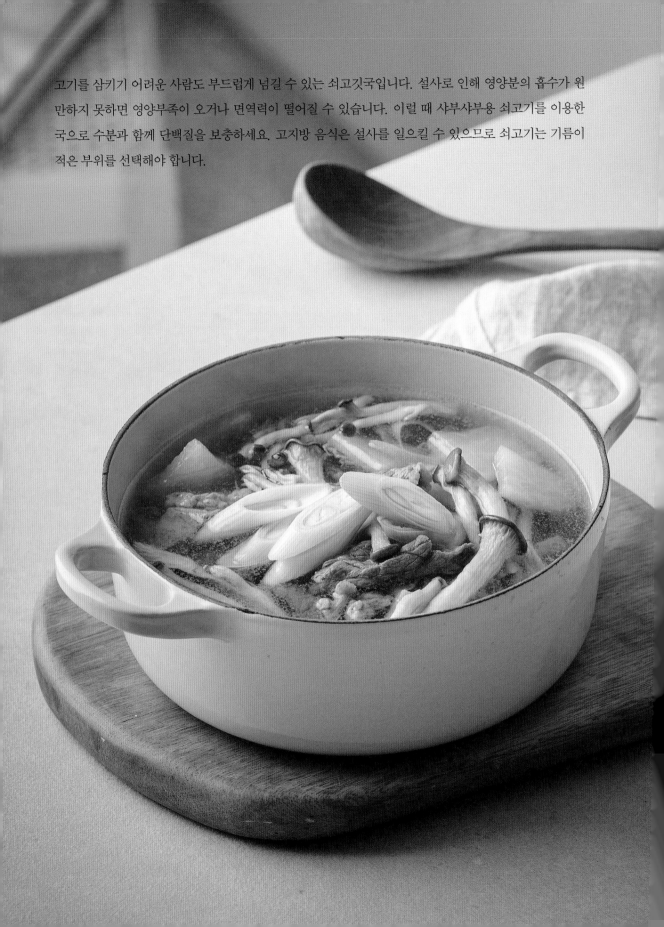

부드러운 쇠고깃국

1인분 칼로리 193kcal / 단백질 21g

재료 _ 2인분

쇠고기(샤부샤부용) 80g	* 채수(p.43 참조)
무 150g	무 500g
느타리버섯 100g	양파 100g
대파 50g	대파 50g
국간장 15g(2½작은술)	다시마 35g
다진 마늘 5g(1작은술)	마른 표고버섯 5g
참기름 5g(1¼작은술)	물 2L
소금 3g(2/3작은술)	
후춧가루 조금	
채수* 800g	

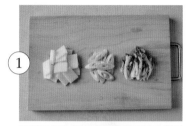

만들기

1 무는 나박나박 썰고, 대파는 어슷어슷 썬다. 느타리버섯은 밑동을 잘라내고 가닥을 나눈다.

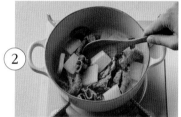

2 냄비에 참기름을 두르고 쇠고기와 무를 넣어 볶는다.
   tip 쇠고기는 우둔살 등 기름기 없는 부위가 적당합니다.

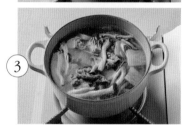

3 어느 정도 익으면 느타리버섯, 채수를 넣고 국간장, 다진 마늘, 소금, 후춧가루로 맛을 내어 푹 끓인다.

4 맛이 잘 어우러지면 대파를 넣고 좀 더 끓인다.

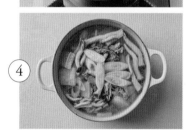

감자와 토마토는 칼륨이 많아 설사로 빠져나간 칼륨을 보충할 수 있습니다. 이 두 가지 식품을 동시에 먹을 수 있도록 부드러운 한 끼를 준비해보세요. 특히 토마토는 항산화성분이 풍부하고 여러 암의 예방 효과도 뛰어나 밥상에 자주 올리면 좋아요. 기름에 볶으면 지용성 영양소의 흡수가 더 잘됩니다.

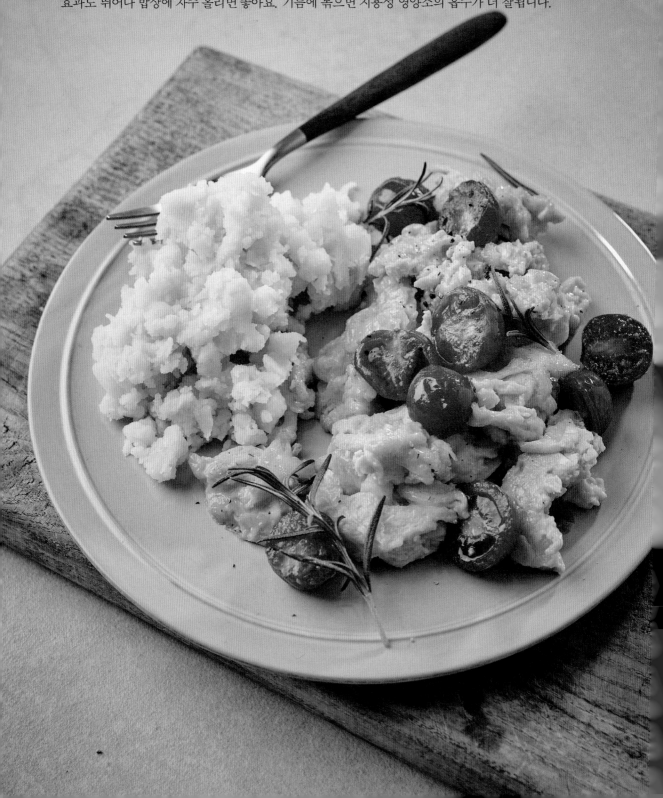

토마토 달걀볶음과 으깬 감자

1인분 칼로리 **265**kcal / 단백질 **18**g

재료 _ 2인분

달걀 100g(2개)　　　　　 * 레몬 소금(p.46 참조)

방울토마토 200g　　　　　 레몬 100g

감자 200g　　　　　　　　 구운 소금 20g

올리브오일 5g(1¼작은술)

레몬 소금* 5g(1작은술)

소금 조금

만들기

1　감자는 찌고, 방울토마토는 반 가른다. 달걀은 젓가락으로 잘 풀
　어놓는다.

2　달군 팬에 올리브오일을 두르고 달걀물을 부은 뒤 나무 숟가락
　으로 저어가며 익혀 스크램블드에그를 만든다.

3　방울토마토와 레몬 소금을 넣고 조금 더 볶는다.

4　찐 감자는 껍질을 벗기고 으깨어 소금으로 살짝 간한다.

5　토마토 달걀볶음을 접시에 담고 으깬 감자를 곁들인다.

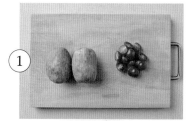

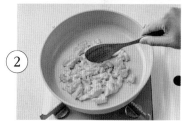

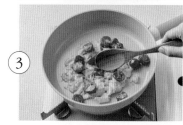

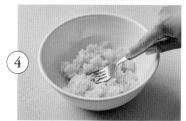

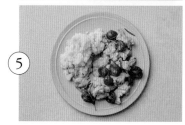

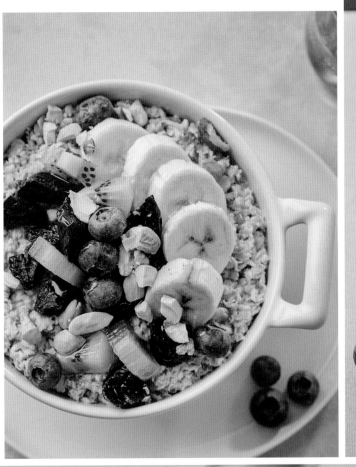

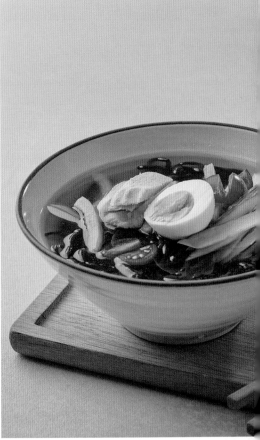

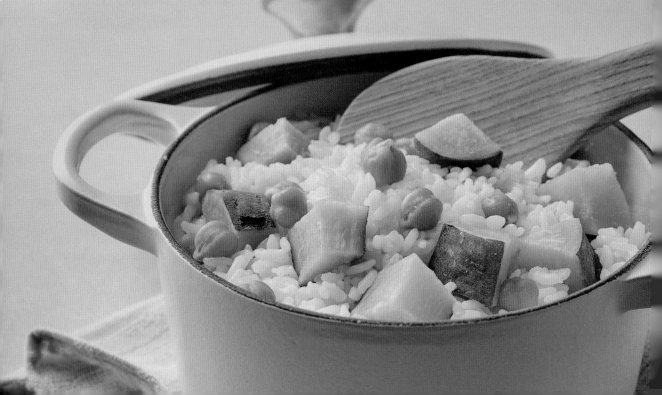

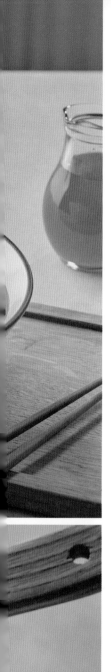

변비

식사 방법 _ **충분한 수분 섭취하기 + 식이섬유가 많은 식품과 친해지기**
추천 음식 _ **통곡식, 고구마, 해조류, 프룬(서양 자두)**

변비는 수분과 음식 섭취가 불충분하거나 오랫동안 누워있어 신체 활동이 부족한 경우에 생길 수 있습니다. 치료 과정에서 세포가 손상되어 변비로 이어지기도 하고, 항암제나 진통제 등의 약물 부작용으로 생기기도 합니다. 암이 소화기를 압박하거나 소화관을 좁아지게 하는 등 암 자체가 변비의 원인이 되기도 합니다. 일반인에게도 불편한 변비는 투병 중인 환자에게는 더 큰 고통을 초래합니다.

변비 증상을 개선하기 위해서는 물을 충분히 마시는 것이 중요합니다. 보통 자기 전이나 아침에 일어나서 차가운 물을 마시는 것을 포함해 하루 8~10컵 정도의 수분 섭취가 권장됩니다. 통곡식, 고구마, 생채소, 생과일, 해조류 등 식이섬유가 많은 식품을 충분히 먹는 것도 필수입니다. 이 밖에 가벼운 걷기 등 무리 없는 운동을 매일 하는 것, 규칙적인 식사와 배변을 습관화하는 것 등도 변비 해소에 도움이 됩니다.

오트밀은 필수아미노산과 식이섬유가 풍부한 귀리를 익혀서 잘게 부숴 만든 가공품입니다. 오트밀을 유제품과 섞어 하룻밤 냉장고에 넣었다가 먹으면 스무디처럼 부드럽고 고소한 맛이 나요. 아침식사 대용이나 간식으로 먹으면 좋고, 취향에 따라 견과, 과일 등을 올리면 더 든든합니다.

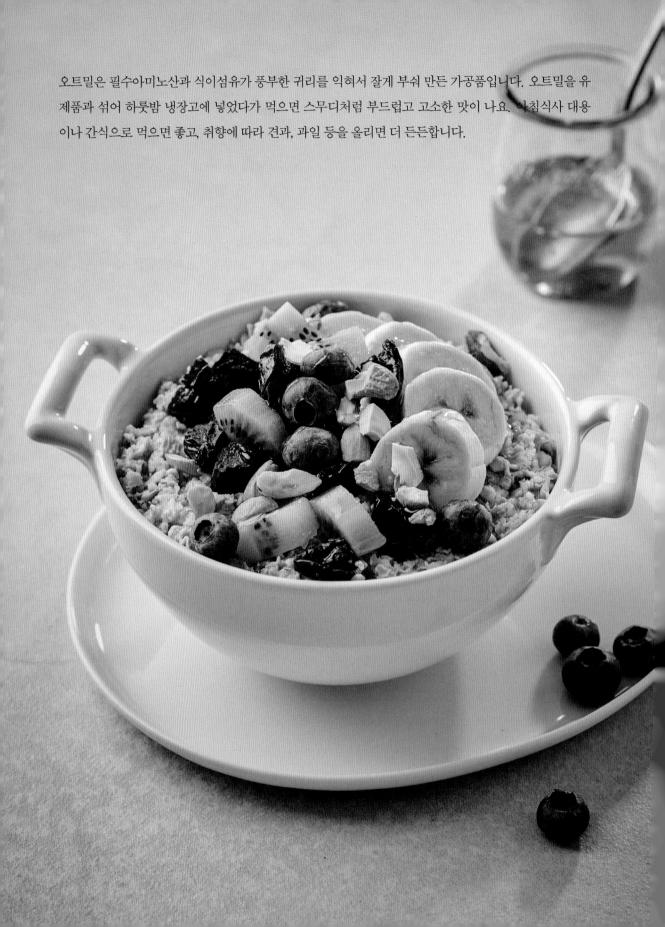

오버나이트 오트밀

1인분 칼로리 295kcal / 단백질 11g

재료 _ 2인분

퀵 오트밀 50g
우유 200g(또는 떠먹는 플레인 요구르트 80g)
말린 프룬 적당량
꿀 조금

만들기

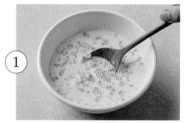

1 오트밀에 우유를 부어 골고루 섞는다.

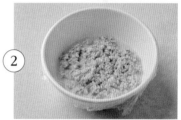

2 밀봉해서 냉장고에 6시간 이상 두어 부드럽게 불린다.

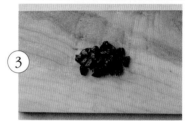

3 말린 프룬은 먹기 좋게 썬다.

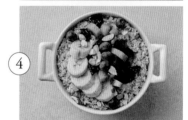

4 불린 오트밀 위에 프룬을 올린다. 달게 먹고 싶으면 꿀을 조금 넣는다.

    tip 취향에 따라 키위, 바나나, 블루베리 같은 과일이나 아몬드 같은 견과를 준비해도 좋습니다. 오트밀에 우유를 1/4~1컵쯤 붓고 전자레인지로 따뜻하게 데워 먹어도 좋아요.

미역으로 만든 국수는 식이섬유가 풍부해 배변 활동을 원활하게 합니다. 국수로만 만들어 먹으면 탄수화물만 많이 섭취하기 쉬우므로 닭가슴살, 달걀, 두부 등과 같은 단백질 식품과 다양한 채소를 고명으로 곁들이세요.

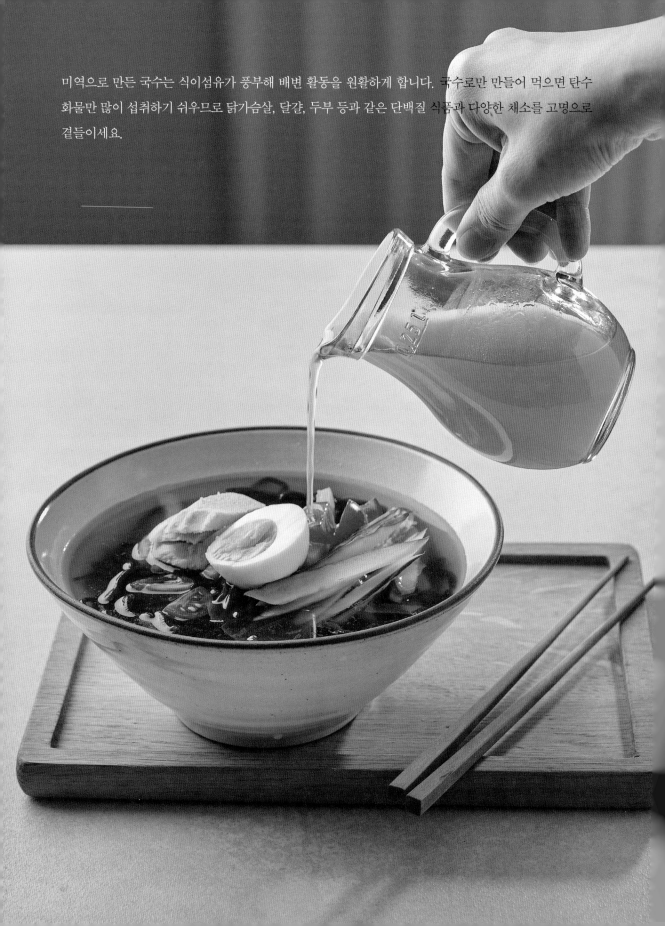

미역국수로 만든 초계국수

1인분 칼로리 184kcal / 단백질 17g

재료 _ 2인분

미역국수 180g

닭가슴살 50g

오이 20g

노랑 파프리카 20g

방울토마토 50g

삶은 달걀 1/2개

냉면 육수 300g

고기 삶는 물

대파 25g

마늘 15g

통후추 3알

청주 15g(1큰술)

물 250mL

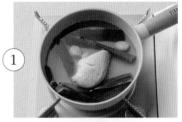

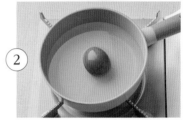

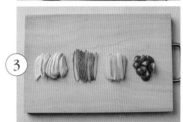

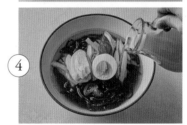

만들기

1 냄비에 물을 붓고 대파, 마늘, 통후추, 청주를 넣어 끓인 뒤 닭가
  슴살을 넣어 8분간 삶는다.

2 찬물에 달걀을 넣고 소금을 조금 넣어 삶는다. 끓기 시작하면
  11분간 익힌다.

3 삶은 닭가슴살은 저미고, 오이, 파프리카는 채 썬다. 방울토마토
  는 4등분한다.

4 미역국수를 물에 헹궈 그릇에 담고 닭가슴살, 오이, 파프리카, 방
  울토마토, 달걀을 올린 뒤 냉면 육수를 붓는다.

   tip 미역국수는 미역으로 만든 국수로 마트에서나 인터넷으로 살 수 있습니
   다. 따뜻하게 먹고 싶으면 냉면 육수 대신 닭고기 육수(p.44 참조)를 끓여
   부으세요.

항암치료를 받다 보면 식사량과 활동량이 모두 줄어들어 변비 증상이 생기기 쉽습니다. 고구마 우유 콩 밥은 색다른 맛으로 식욕을 돋우는 별미 메뉴로, 식이섬유가 풍부해 변비를 개선하는 데 도움이 돼요. 우유로 밥을 지으면 단백질을 보충할 수 있고 맛도 고소합니다.

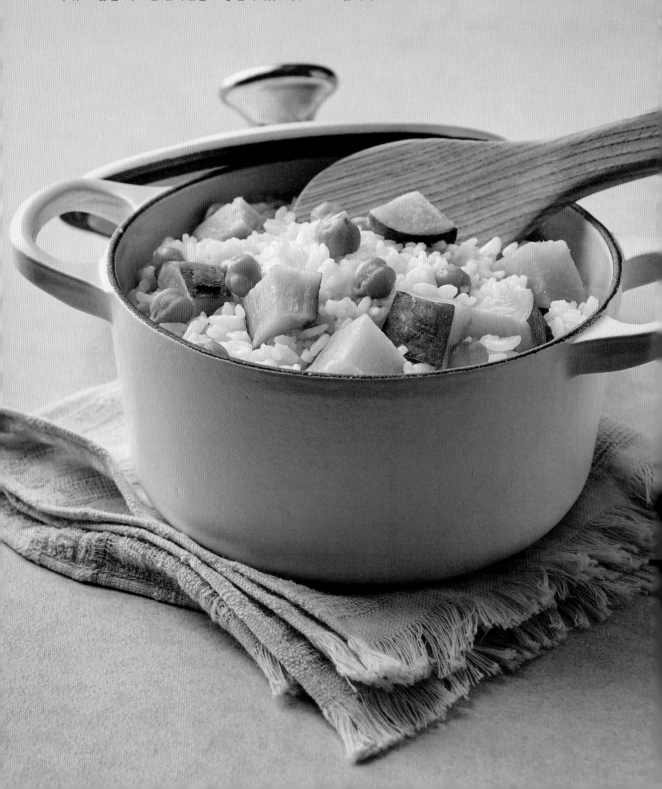

고구마 우유 콩밥

1인분 칼로리 464kcal / 단백질 12g

재료 _ 2인분

불린 쌀 200g

고구마 130g

마른 병아리콩 20g

우유 200g

채수* 50g

소금 조금

* 채수(p.43 참조)

무 500g

양파 100g

대파 50g

다시마 35g

마른 표고버섯 5g

물 2L

만들기

1 쌀은 씻어서 30분 정도 물에 불려 건진다.

    tip 흰쌀에 현미와 같은 잡곡을 섞어서 밥을 지어도 좋아요.

2 마른 병아리콩도 씻어서 4시간 정도 물에 불려 건진다.

3 고구마는 깨끗이 씻어 껍질째 한입 크기로 썬다.

4 솥에 불린 쌀과 병아리콩, 고구마, 소금을 넣고 우유와 채수를 부
   어 밥을 짓는다.

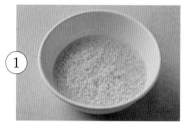

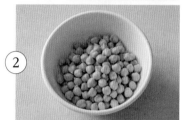

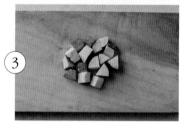

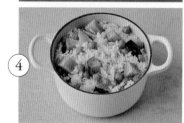

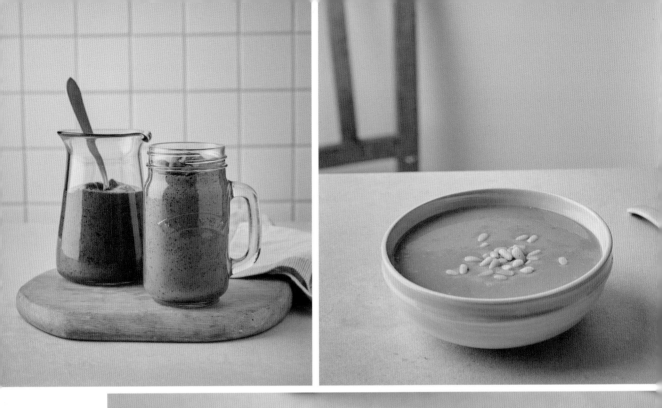
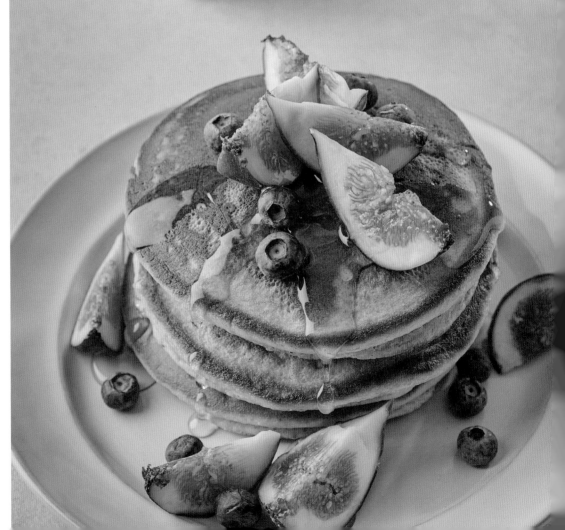

증상 **3**

식욕부진

식사 방법 _ **조금씩 자주 먹기 + 원하는 음식 제한 없이 즐기기**
추천 음식 _ **시원하고 새콤달콤한 음식(비빔국수, 냉채 등), 기호에 맞는 간식**

식욕부진은 암 환자에게 가장 흔하게 일어날 수 있는 부작용입니다. 암 자체는 물론 항암치료도 식욕을 떨어뜨리는 작용을 할 때가 많기 때문입니다. 식욕부진일 때는 정해진 식사 시간이나 건강 식단을 지키기보다 공복감이 생길 때마다, 즐겁게 먹을 수 있을 때마다 먹는 것이 중요합니다. 환자가 먹고 싶어 한다면 다소 자극적인 음식이라도 괜찮습니다.

식사는 조금씩, 자주, 천천히 해야 합니다. 가벼운 신체 활동이나 산책도 도움이 될 수 있습니다. 몸 상태가 좋을 때는 많이 먹어도 나쁘지 않은데, 일반적으로 충분한 휴식을 취한 아침이 적당합니다.

만약 식사가 계속해서 힘들면 간식으로 죽, 미음, 주스, 수프, 유제품 등을 먹거나 영양보충 음료를 먹어봅니다. 단백질 등의 필수 영양소가 골고루 들어있는 영양보충 음료는 식사로 부족한 칼로리를 보충하기 위한 대체 식품입니다. 음료 외에도 푸딩, 가루 등 다양한 형태가 있으므로 환자의 기호에 맞춰 선택하는 것이 좋습니다.

식욕부진일 때는 조금이라도 식욕이 있을 때를 놓치지 말아야 합니다. 꼭 '밥'을 먹어야 한다는 고정관념에서 벗어나 다양하게 준비하면 좋은데, 환자식인 만큼 고단백 고영양 음식이면 더할나위 없겠죠. 물 대신 영양보충 음료를 이용하면 간단하게 영양 밀도를 높일 수 있습니다.

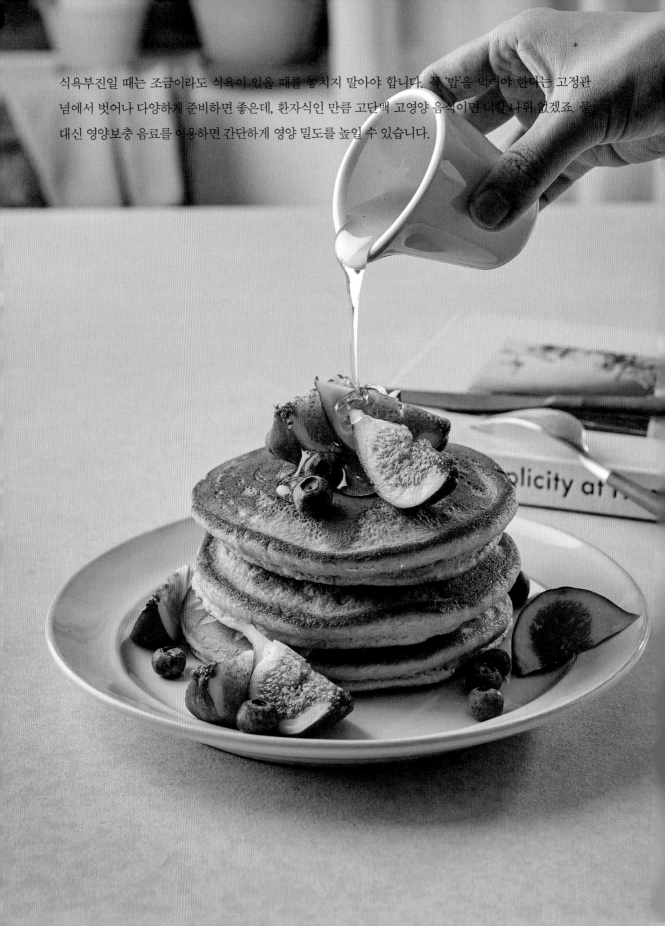

팬케이크

1인분   칼로리 **396** kcal   /   단백질 **16** g

재료 _ 2인분

팬케이크 가루 250g
달걀 50g(1개)
영양보충 음료 100g
시럽 15g(2/3큰술)
올리브오일 조금

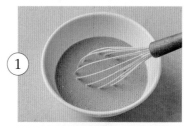

만들기

1   시판 팬케이크 가루에 영양보충 음료, 달걀을 넣어 잘 섞는다.

    tip 구수한 맛의 영양보충 음료를 사용하면 잘 어울려요.

2   약한 불에서 팬에 올리브오일을 두르고 반죽을 1국자 떠 넣는다.

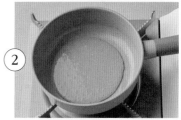

3   한 면이 잘 익으면 뒤집어 마저 익힌다.

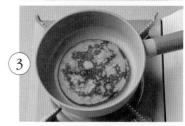

4   팬케이크를 접시에 담고 시럽을 뿌린다.

    tip 블루베리, 프룬 등 새콤달콤한 과일을 토핑해 맛과 영양을 더하고 모양도 살려보세요.

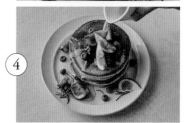

우유 대신 영양보충 음료로 만든 타락죽입니다. 타락죽은 쌀을 갈아 우유를 붓고 쑤는 부드러운 죽으로, 조선시대 왕들의 보양 음식이었습니다. 식욕이 많이 떨어졌을 때는 조금밖에 먹지 못할 가능성이 크므로 영양이 풍부한 음식을 준비해 조금씩 먹게 하세요.

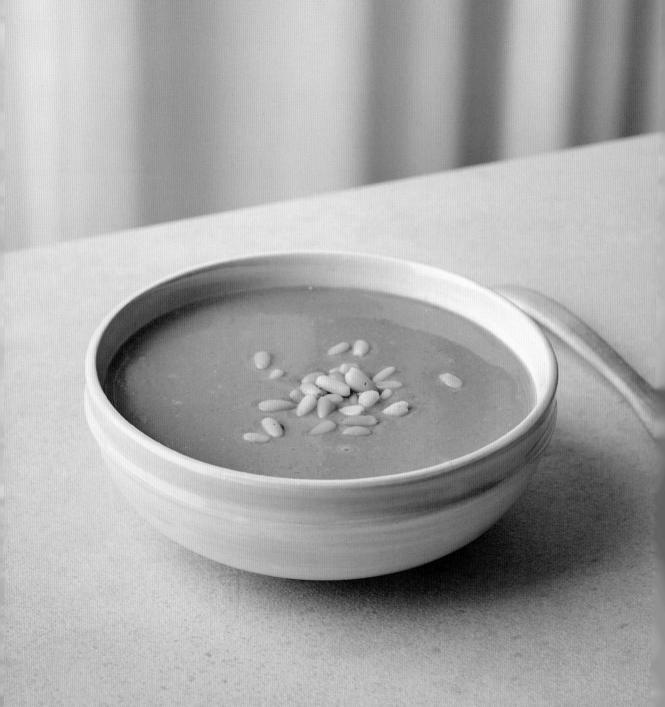

타락죽

1인분 칼로리 202kcal / 단백질 6g

재료 _ 2인분

쌀가루 30g
찹쌀가루 20g
영양보충 음료 200g
나트비아 8g(2/3큰술)
소금 2g(1/2작은술)
잣 조금
물 200mL

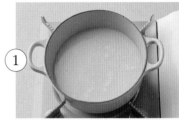

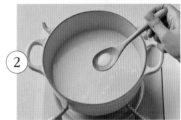

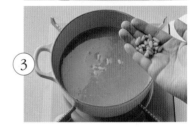

만들기

1 냄비에 쌀가루와 찹쌀가루를 넣고 물을 부어 끓인다.

   tip 쌀가루가 없으면 쌀을 불려 물과 함께 분쇄기로 갈아 사용하세요.

2 끓기 시작하면 소금으로 간을 맞춘다.

3 쌀가루가 부드럽게 풀어지면 영양보충 음료와 나트비아를 넣고
   한소끔 더 끓인다. 그릇에 담고 잣을 올린다.

입맛 돋우는 식사 대용 스무디입니다. 식욕이 너무 없어 식사를 못 할 때는 새콤달콤하고 시원한 음식이 도움이 돼요. 새콤한 블루베리와 얼린 영양보충 음료를 함께 갈아 만든 스무디는 음료지만 영양 밀도가 높아 영양불량을 예방합니다. 다른 과일로 재료를 바꿔가며 다양하게 즐겨보세요.

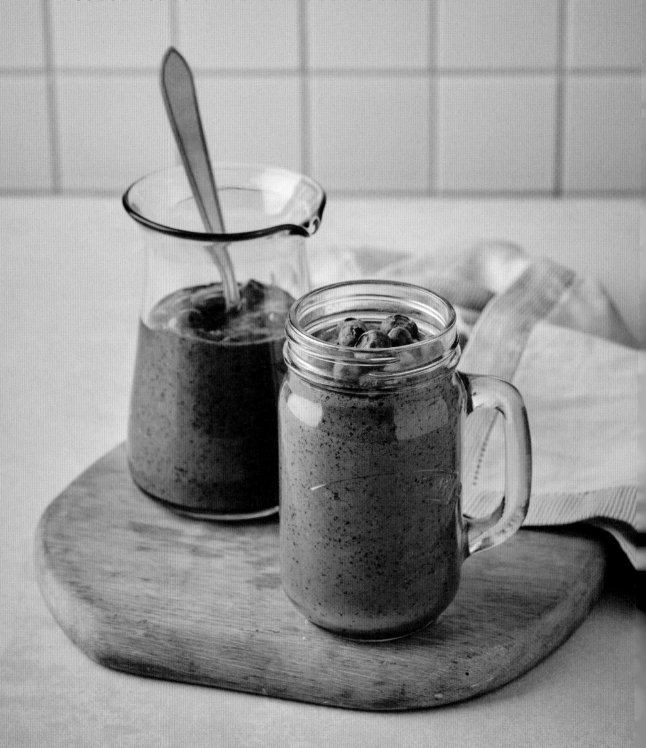

블루베리 스무디

1인분 칼로리 274kcal / 단백질 8g

재료 _ 2인분

냉동 블루베리 150g

영양보충 음료(얼린 것) 200g

꿀 15g(2/3큰술)

만들기

1. 영양보충 음료는 구수한 맛이 나는 것으로 준비해서 얼음 틀에 넣어 얼린다.

2. 냉동 블루베리와 얼린 영양보충 음료를 믹서에 넣고 곱게 간다. 이때 블루베리 몇 알갱이를 남겨둔다.

3. 꿀을 넣고 살살 저은 뒤, 그릇에 담고 남겨둔 블루베리를 올린다.

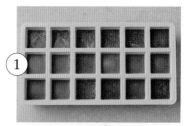

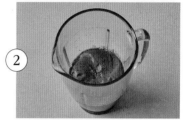

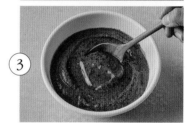

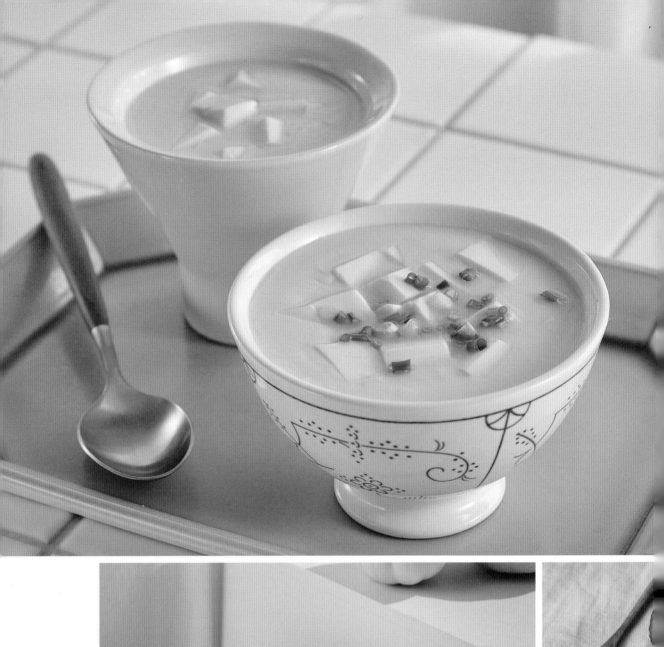
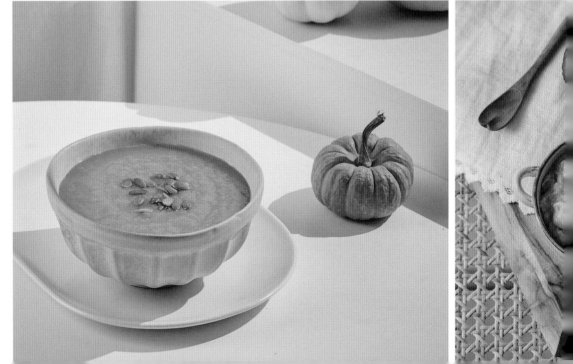

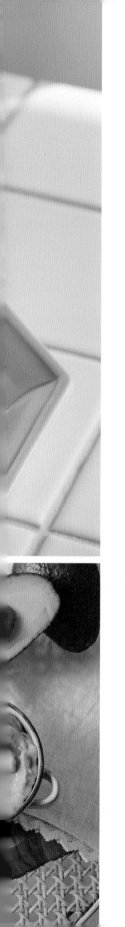

입과 목의 통증

식사 방법 _ **부드럽고 뜨겁지 않은 음식 먹기 + 믹서나 빨대 이용하기**
추천 음식 _ **시원한 호박죽, 과일퓌레, 아이스크림**

입 안이 건조해지거나 입과 식도 점막에 염증이 있으면 통증이 생깁니다. 구강의 통증은 식욕부진에 이어 암 환자에게 흔하게 나타나는 증상입니다. 원인은 식도암, 후두암 같은 암 자체일 수도 있고, 항암화학치료와 방사선치료로 외부에서 침투하는 세균이나 정상적인 박테리아에 대한 저항 능력이 떨어져 생기는 부작용일 수도 있습니다. 더구나 암 치료제 중에는 건강한 점막 세포도 손상할 정도의 막강한 위력을 가진 것도 있습니다.

입과 목에 통증이 있으면 음식을 삼키기 어렵거나 맛을 느끼기 어려울 수 있으므로 이러한 증상에 대한 대비와 배려가 필요합니다. 우선 삼키기 편한 부드러운 음식을 준비하고, 자극적인 음식이나 지나치게 뜨거운 음식 등은 피하세요. 삼키기 힘든 음식은 믹서로 갈고, 액체는 빨대로 마시면 도움이 됩니다. 이런 증상에서 빨리 벗어나고 입맛을 호전시키려면 입 안을 자주 헹구어 음식 찌꺼기나 박테리아가 남지 않도록 하고, 입 안을 항상 상쾌하게 유지해야 합니다.

입과 목 등 소화관이 손상되면 식사 자체가 힘들어져 어쩔 수 없이 흰죽을 먹게 되는데, 이런 상황이 계속되면 영양 상태가 나빠져서 치료가 더 어려워집니다. 이럴 때 보들보들한 연두부를 넣어 단백질이 풍부한 달걀찜을 식탁에 올려보세요. 뜨겁지 않게 식혀서 조금씩 떠먹으면 흰죽 못지않게 스르르 넘어갈 거예요.

연두부 달걀찜

1인분 칼로리 **183**kcal / 단백질 **18**g

재료 _ 2인분

달걀 100g(2개)

연두부 100g

쯔유 10g

소금 조금

멸치 육수* 50g

* 멸치 육수(p.43 참조)

굵은 멸치 20g(10마리)

마른 새우 10g

다시마 35g

물 2L

만들기

1 달걀을 고루 풀어 체에 한 번 거른다.

2 달걀물에 멸치 육수를 붓고 쯔유와 소금을 넣어 간한다.

   tip 멸치 육수 대신 가다랑어포 육수를 사용해도 돼요. 쯔유는 가다랑어포로
   맛을 낸 일본식 간장(장국)으로 마트 등에서 쉽게 구할 수 있습니다.

3 달걀물을 그릇에 담고 연두부를 썰어 넣는다.

4 그릇째 찜기에 넣고 약한 불로 20분간 쪄서 식힌다.

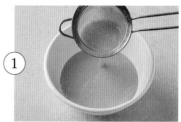

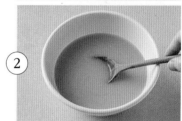

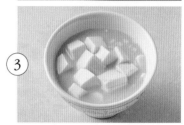

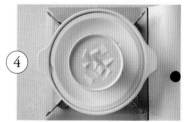

과일 퓌레는 과일을 삶거나 간 뒤 체에 걸러서 물을 조금만 섞어 걸쭉하게 즐기는 음식으로 부드럽고 달콤합니다. 입이나 목에 통증이 있어 음식을 먹기 힘들 때 좋아하는 과일로 만들어보세요. 조금씩 자주 먹으면 영양보충도 되고 통증 완화에도 도움이 됩니다.

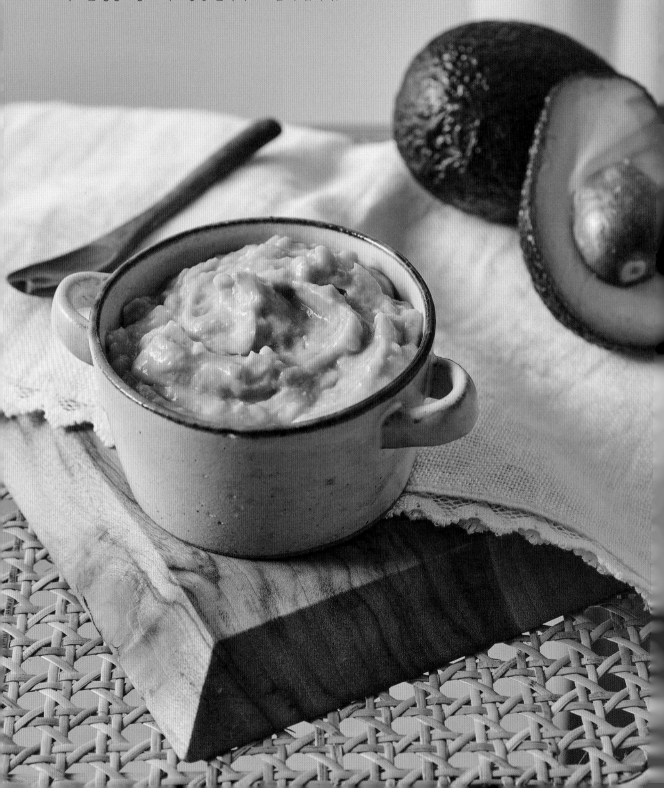

아보카도 바나나 퓌레

1인분 칼로리 360kcal / 단백질 5g

재료 _ 2인분

아보카도 160g(1개)

바나나 50g(1개)

물 조금

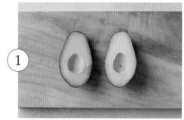

만들기

1 아보카도는 잘 익은 것으로 준비해서 반 갈라 씨를 뺀다.

    tip 아보카도와 바나나는 충분히 익은 것이 더 달아요. 덜 익은 것은 종이로 한 번 싸서 상온에 두고 충분히 익히세요.

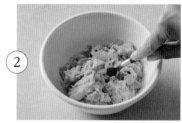

2 바나나와 아보카도를 껍질 벗겨 그릇에 담고 숟가락으로 눌러가며 살살 으깬다.

3 물을 조금 섞어 먹기 좋게 농도를 맞춘다.

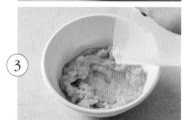

시원하게 먹는 단호박죽이에요. 호박죽은 다른 죽에 비해 입자가 곱고 부드러워서 소화관 점막이 손상되어 통증이 있을 때에도 비교적 넘기기가 수월합니다. 특히 단호박은 당도가 높아 맛이 좋고, 식이섬유와 비타민 A가 풍부해 환자들에게 흔히 추천하는 식품이에요. 통증이 심할 경우에는 묽게 조리해 빨대로 마시는 방법도 좋습니다.

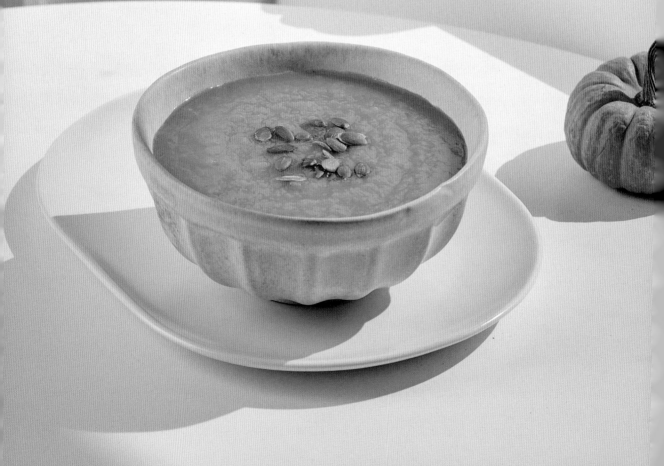

시원한 단호박죽

1인분 칼로리 147kcal / 단백질 7g

재료 _ 2인분

단호박 300g
찹쌀가루 20g
소금 조금
물 300mL

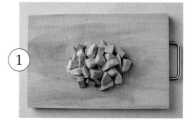

만들기

1 단호박은 깨끗이 씻어 껍질과 씨를 제거한 뒤 작게 썬다.

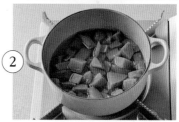

2 냄비에 단호박을 담고 물을 부어 충분히 익을 때까지 푹 끓인다.

3 찹쌀가루에 물에 조금 넣어 멍울이 없도록 잘 푼다.

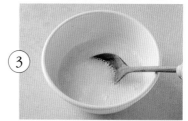

4 단호박이 익으면 곱게 으깬 뒤 물에 푼 찹쌀가루와 소금을 넣어
   잘 젓는다.

   tip 충분히 식혀서 시원할 때 먹어야 통증이 덜 느껴집니다. 통증이 없을 때는
   호박씨나 잣을 고명으로 올려보세요.

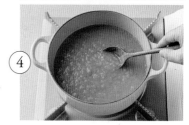

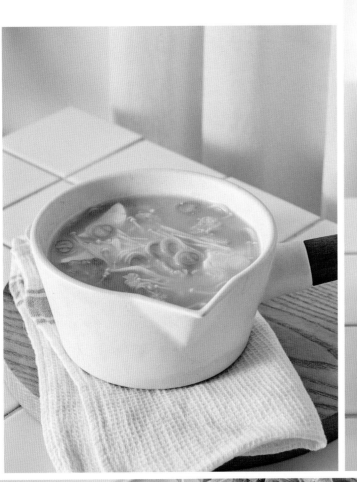
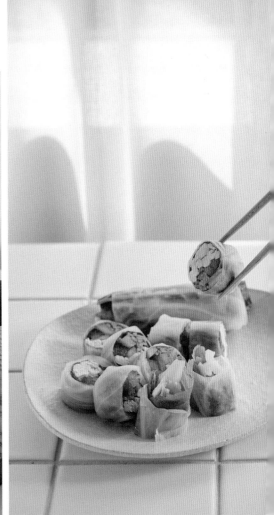
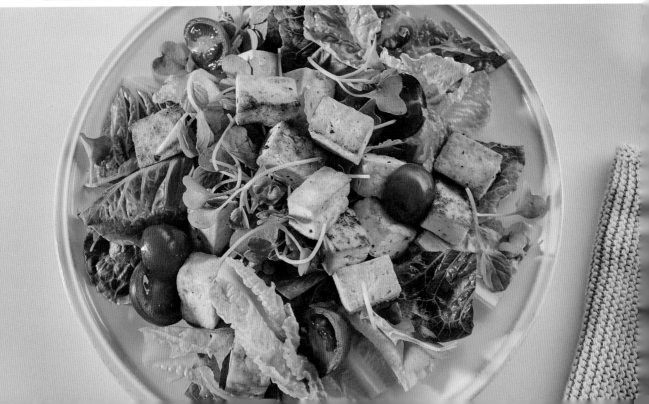

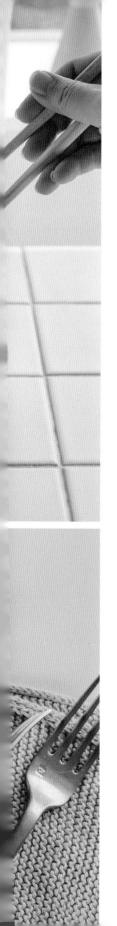

 증상 5

입맛 변화

식사 방법 _ 고기 대신 두부 · 달걀 먹기 + 미각 대신 후각 · 시각으로 입맛 돋우기
추천 음식 _ 두부, 달걀, 레모네이드

항암치료 중에는 음식의 맛이나 냄새에 민감해질 수 있습니다. 특히 고기나 생선 등의 고단백 식품에서 쓴맛이나 금속성 맛을 느껴 식욕을 잃어버리곤 하는데, 이럴 때는 고기 대신 두부, 달걀, 콩, 유제품 등으로 단백질을 보충하고 상큼한 과일로 입맛을 돋우면 좋습니다. 이런 미각의 변화는 치료가 끝나면 사라지게 됩니다.

미각을 잃거나 입맛이 변해 식사가 힘들 때는 보기에 좋고 향도 좋은 음식을 준비해 시각이나 후각으로 식욕을 살려보세요. 조리할 때 과즙이나 드레싱 등을 이용해 맛을 내고, 식사 전에 차나 레몬 등의 음식을 조금 먹어 입맛을 돋우는 것도 좋은 방법입니다. 금속성 맛을 제거하는 데는 새콤한 맛이 도움이 될 수 있습니다. 오렌지나 레몬 같은 과일을 활용하세요.

또한 금속 그릇을 쓰고 있다면 금속성 맛이 느껴지거나 쓴맛이 더 강하게 느껴질 수 있습니다. 도자기나 플라스틱 그릇으로 바꾸는 것이 좋습니다.

입맛이 달라져 고기와 생선을 먹을 때 불쾌함을 느낀다면 산뜻한 두부 요리로 단백질을 보충하세요. 좋아하는 채소에 바삭하게 구운 두부를 더하면 훌륭한 식사 대용 샐러드가 됩니다. 고소하면서 상큼한 드레싱을 곁들이면 달라진 입맛 때문에 식사량이 줄어 영양부족이 오는 일은 없겠지요?

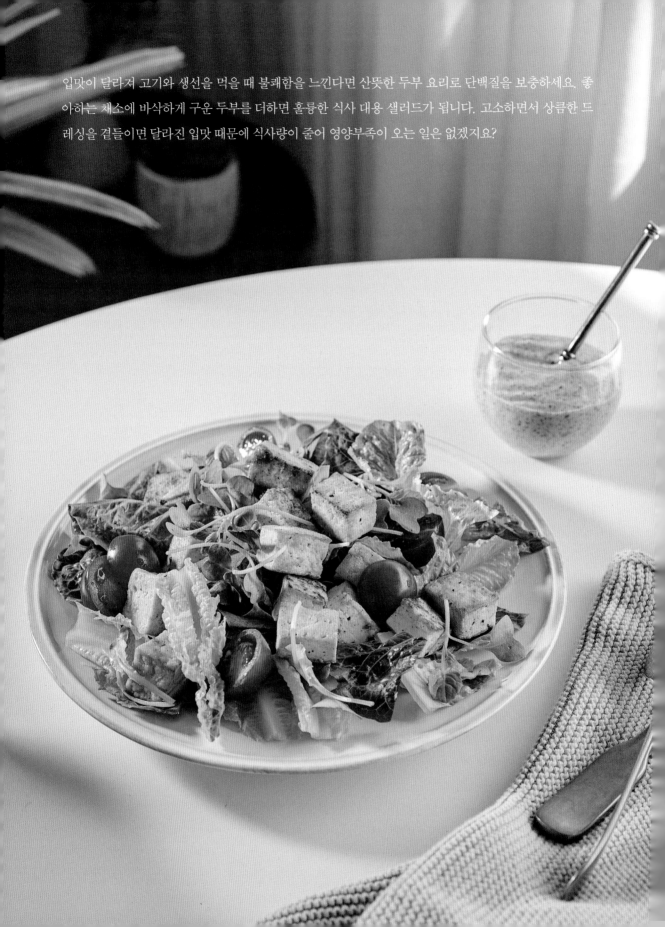

구운 두부 샐러드

1인분 칼로리 437kcal / 단백질 12g

재료 _ 2인분

두부 100g
방울토마토 100g(10개)
로메인·어린잎채소 20g씩
올리브오일 조금

올리고당 15g(2/3큰술)
레몬즙 15g(1큰술)
소금 조금(1/4작은술)
두유 90g

검은깨 드레싱

검은깨 20g(2½큰술)
참깨 10g(1¼큰술)
마요네즈 150g

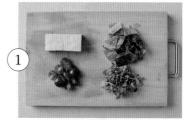

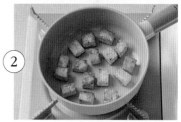

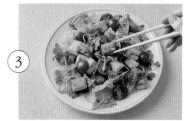

만들기

1 두부는 깍둑썰기하고, 방울토마토는 반으로 가르고, 로메인은 한 입 크기로 뜯는다.

2 달군 팬에 올리브오일을 두르고 두부를 앞뒤로 노릇노릇하게 굽는다.

3 접시에 로메인과 어린잎채소, 방울토마토, 구운 두부를 담고, 드레싱 재료를 고루 섞어 뿌린다.

   tip 시판 레몬즙 대신에 생레몬을 짜서 넣으면 샐러드가 더 상큼해요.

고기에 대한 입맛이 달라졌을 때는 알록달록 채소를 활용해 고기 맛은 감추고 시각적 효과는 높이는 것
도 좋은 방법입니다. 닭가슴살과 양배추, 파프리카 등으로 만든 롤을 식탁에 올려보세요. 화사한 색과
아삭한 질감 덕에 자꾸만 젓가락이 가게 될 거예요.

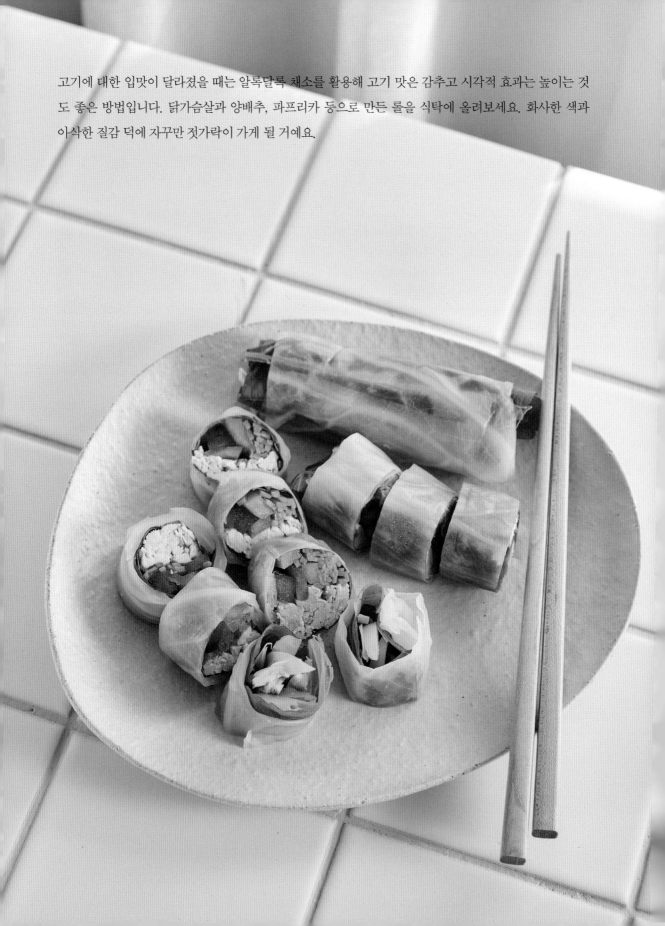

닭가슴살 양배추롤

1인분 칼로리 246kcal / 단백질 21g

재료 _ 2인분

양배추 겉잎 120g(4장)
닭가슴살 100g
당근 20g
빨강·노랑 파프리카 30g씩
깻잎 4g(4장)

닭가슴살 삶는 물
대파 50g
마늘 30g
통후추 5알
청주 30g(2큰술)
물 500mL

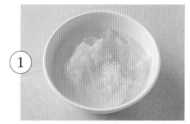

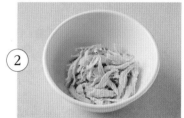

만들기

1 양배추는 겉잎으로 준비해 살짝 쪄서 찬물에 헹군다.

2 냄비에 물을 붓고 대파, 마늘, 통후추, 청주를 넣어 끓인 뒤 닭가슴살을 넣어 8분간 삶는다. 닭가슴살이 식으면 잘게 찢는다.
   tip 닭가슴살 삶기가 번거롭다면 시판하는 수비드 닭가슴살을 활용하세요. 살짝 데치기만 하면 되어 편합니다.

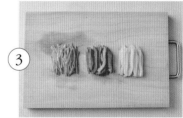

3 당근과 파프리카는 채 썬다.

4 양배추를 넓게 깔고 깻잎을 펼친 뒤, 채 썬 채소와 닭가슴살을 올려 김밥처럼 돌돌 만다. 2cm 길이로 썰어 접시에 담는다.
   tip 소스와 함께 즐기고 싶다면 검은깨 드레싱(p.89 참조)을 만들어 곁들이세요.

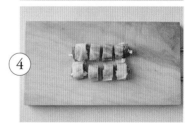

여러 약물과 치료로 인해 생기는 입맛의 변화는 치료가 끝나면 자연스럽게 없어집니다. 문제는 그 기간의 식사량과 단백질 섭취가 치료 효과에도 영향을 미친다는 것입니다. 달걀과 두부를 이용한 간단하면서도 고단백인 음식을 소개합니다. 누구나 거부감이 먹을 수 있어 치료기에 단백질 공급원으로 추천하는 메뉴입니다.

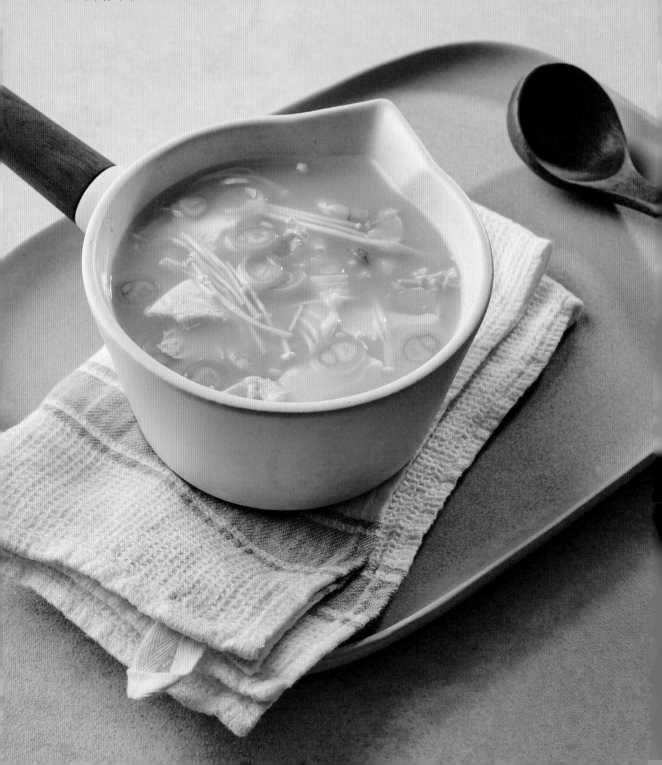

달걀 순두부탕

1인분 칼로리 **109**kcal / 단백질 **10**g

재료 _ 2인분

순두부 100g
달걀 50g(1개)
팽이버섯 10g
대파 5g
소금 조금
멸치 육수* 400g

* 멸치 육수(p.43 참조)
굵은 멸치 20g
마른 새우 10g
다시마 35g
물 2L

만들기

1 멸치와 마른 새우를 손질해 냄비에 볶다가 물과 다시마를 넣고 끓인다. 물이 끓으면 다시마를 건져내고 20분 정도 더 끓인다.

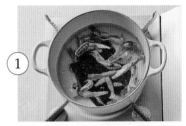

2 달걀은 잘 풀고, 대파는 송송 썬다. 팽이버섯은 밑동을 잘라낸다.

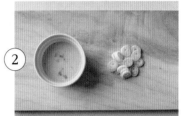

3 육수를 끓이다가 풀어놓은 달걀을 넣는다.

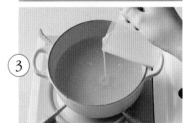

4 순두부와 손질한 팽이버섯을 넣고 좀 더 끓인다.

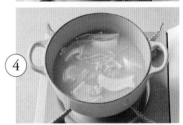

5 대파를 넣고 소금으로 간을 맞춘다.

  tip 새우와도 맛이 잘 어울려서 기호에 따라 새우살을 함께 넣어도 좋아요.

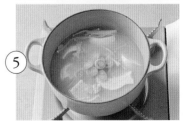

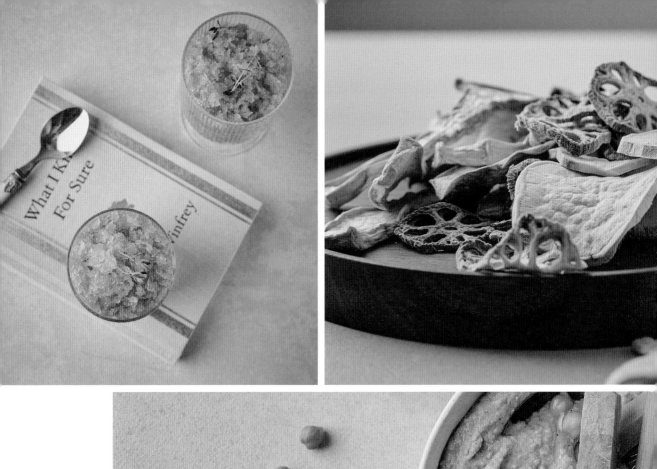
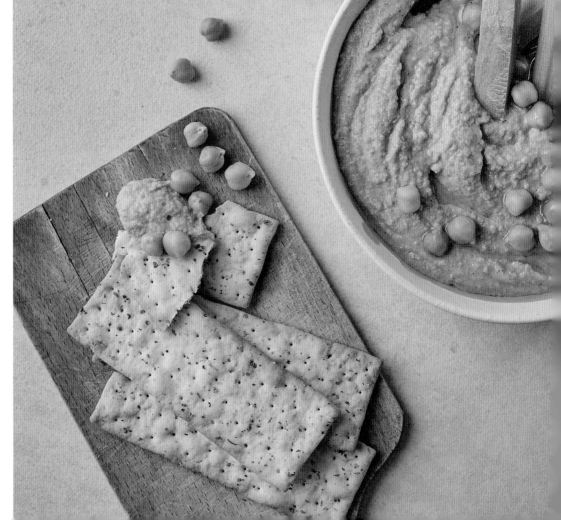

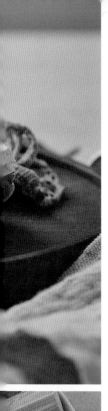

메스꺼움과 구토

식사 방법 _ **냄새가 적고 차가운 음식 먹기 + 수분이 적은 음식 먹기**
추천 음식 _ **크래커, 셔벗, 채소칩**

메스꺼움은 치료받은 직후에 나타나기도 하고, 치료 2~3일 후에 나타나기도 하며, 다행히 나타나지 않기도 합니다. 메스꺼움을 경험한 사람도 치료가 끝나면 대부분 증상이 사라집니다. 구토는 메스꺼움을 느낀 다음에 나타나는데 치료, 음식 냄새, 위나 장의 가스 등이 원인이 됩니다.

메스꺼움과 구토 증상이 있을 때는 조금씩 천천히 자주 먹는 것이 효과적이고, 식사하는 장소를 적절히 환기해 불쾌한 냄새가 나지 않도록 하는 것이 도움이 됩니다. 음식을 차게 먹는 것도 음식 냄새를 줄이는 방법입니다.

메스꺼움이나 구토 증상이 심할 경우에는 입에 얼음을 물고 있거나 찬 음식을 먹으면 증상이 완화됩니다. 위장에 수분이 많이 찰수록 증상이 심해지는 경향이 있으므로 될 수 있으면 수분이 적은 음식을 준비하고, 식사 중에도 물을 마시지 않는 것이 좋습니다. 또 식사 후 갑자기 움직이지 않도록 주의해야 하며, 치료 1~2시간 전에는 음식을 먹지 않는 편이 좋습니다.

채소칩은 시중에 여러 제품이 나와 있지만 튀기거나 소금, 설탕 등으로 조미한 제품이 많아 항암치료 중에 먹기에는 적합하지 않아요. 식품건조기로 다른 조미료를 넣지 말고 채소 자체의 맛을 즐길 수 있는 채소 칩을 만들어보세요. 언제 먹어도 좋은 수제 건강 간식이 탄생합니다.

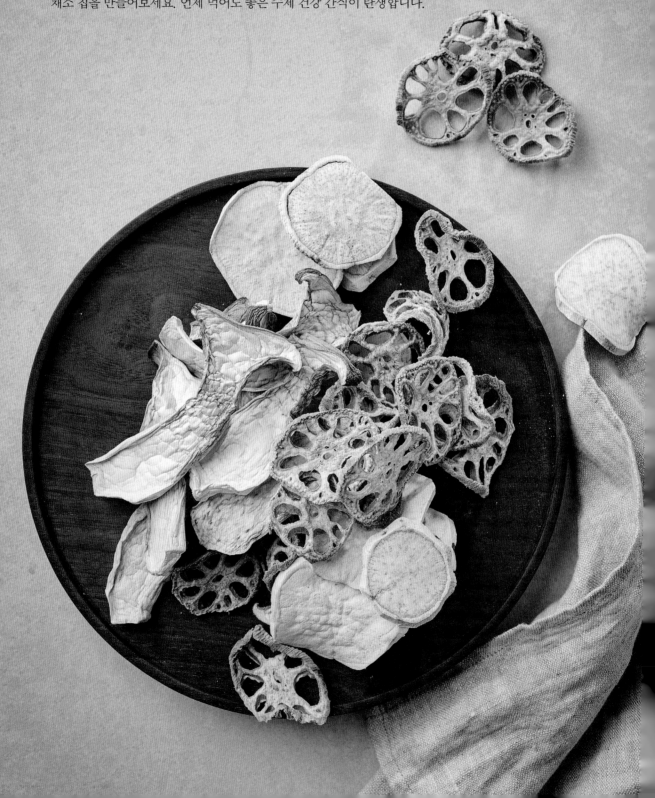

홈메이드 모둠 채소칩

1인분 칼로리 **97**kcal / 단백질 **6**g

재료 _ 2인분

새송이버섯 100g
고구마 100g
연근 100g

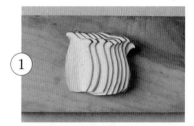

만들기

1 새송이버섯은 0.4cm 두께로 썬다.

2 고구마는 0.3cm 두께로 썰어 찬물에 30분간 담가 녹말기를
   뺀다.

   tip 고구마는 녹말기를 빼야 좀 더 바삭한 맛을 즐길 수 있습니다.

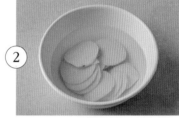

3 연근은 0.2cm 두께로 썰어 찬물에 30분간 담가 녹말기를 뺀다.

4 새송이버섯, 고구마, 연근을 각각 70℃의 식품건조기에서 4시간
   정도 말린다.

   tip 재료의 수분 함량과 두께에 따라 건조되는 정도가 다르니 수시로 확인하
   세요. 식품건조기가 없으면 오븐이나 에어프라이어로 만들 수 있어요. 이때는
   170℃에서 18분 정도 구워내면 적당합니다.

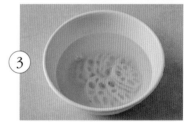

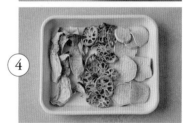

후무스는 병아리콩으로 만드는 중동 지역의 음식입니다. 병아리콩은 식물단백질이 많을 뿐 아니라, 콩 특유의 냄새가 거의 없어 콩을 싫어하는 사람들에게도 인기예요. 잘 익힌 병아리콩에 올리브오일과 곱게 간 참깨, 마늘 등을 넣어 만드는데, 올리브오일과 참깨에 불포화지방산이 풍부해 적은 양으로도 충분한 칼로리를 낼 수 있는 메뉴가 됩니다.

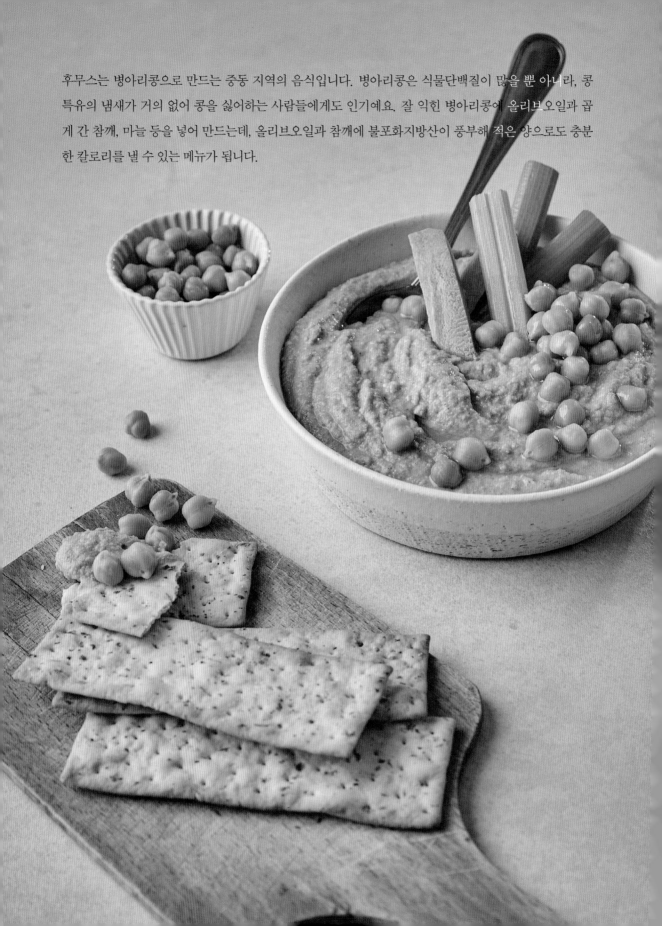

후무스

1인분 칼로리 308kcal / 단백질 7.5g

재료 _ 2인분

병아리콩 50g
참깨 30g(3¾큰술)
다진 마늘 5g(1작은술)
나트비아 5g(1¼작은술)
레몬즙 3g(1/2작은술)

쿠민 가루 조금
소금 조금
올리브오일 30g(2½큰술)
물 30mL

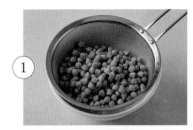

만들기

1 병아리콩은 찬물에 4시간 정도 충분히 불려 20분간 부드럽게 삶은 뒤, 체에 밭쳐 물기를 뺀다.

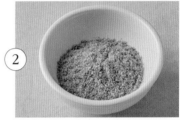

2 참깨는 믹서로 곱게 간다.

3 믹서에 삶은 병아리콩, 다진 마늘, 나트비아, 레몬즙, 쿠민 가루, 소금, 올리브오일, 물을 넣고 곱게 간다.

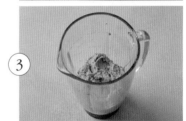

4 갈아둔 참깨에 ③을 넣어 고루 섞는다.
   tip 당근, 파프리카, 셀러리 등으로 만든 채소 스틱이나 크래커 등을 곁들이면 잘 어울려요.

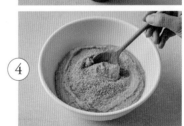

속이 메스꺼울 때는 따뜻하게 먹는 음식보다 시원한 음식이 더 쉽게 넘어갑니다. 생각만 해도 가슴까지 시원해지는 수박에 상큼한 레몬즙을 짜넣고 꽁꽁 얼려 셔벗을 만들어보세요. 사각사각 씹히는 맛에 기분까지 상쾌해질 거예요.

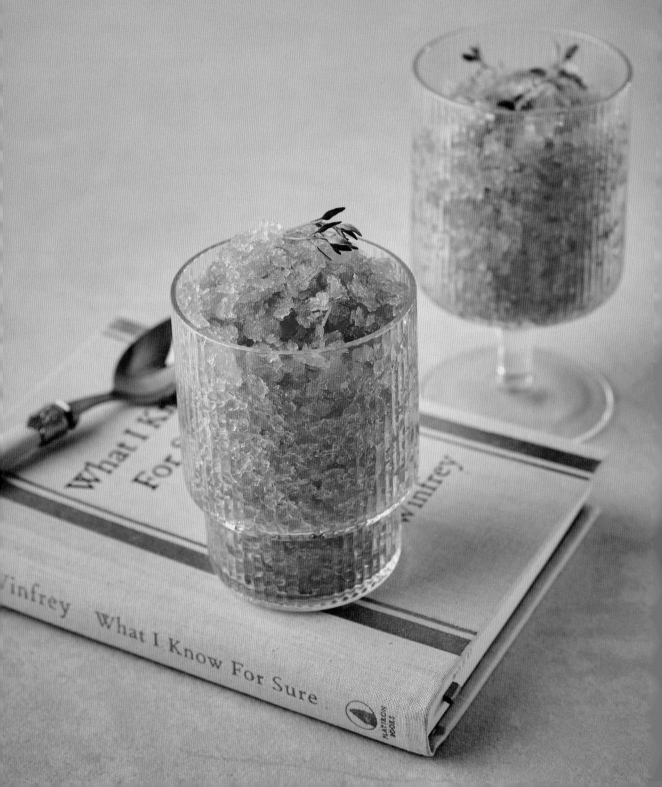

수박 셔벗

1인분 칼로리 76kcal / 단백질 2g

재료 _ 2인분

수박 500g
레몬즙 10g(2/3큰술)
나트비아 10g(2½작은술)

만들기

1 수박은 씨를 빼고 사방 2cm 크기로 썬 뒤, 레몬즙과 나트비아를
  넣고 믹서로 곱게 간다.

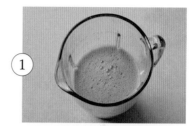

2 간 수박을 넓은 사각 그릇에 담아 냉동실에서 3시간 정도 얼린다.

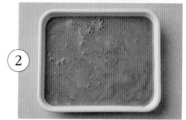

3 얼린 수박을 꺼내어 포크로 긁는다. 다시 냉동실에 넣었다가 1시
  간 뒤에 꺼내어 포크로 긁기를 2번 더 반복한다.

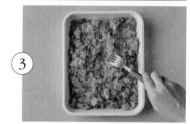

4 오목한 그릇에 수박셔벗을 담는다.

    tip 그릇을 냉장고에 넣어 시원하게 한 뒤 셔벗을 담으면 잘 녹지 않아 사각사
    각함을 더 오래 즐길 수 있습니다.

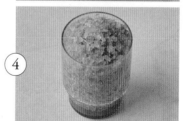

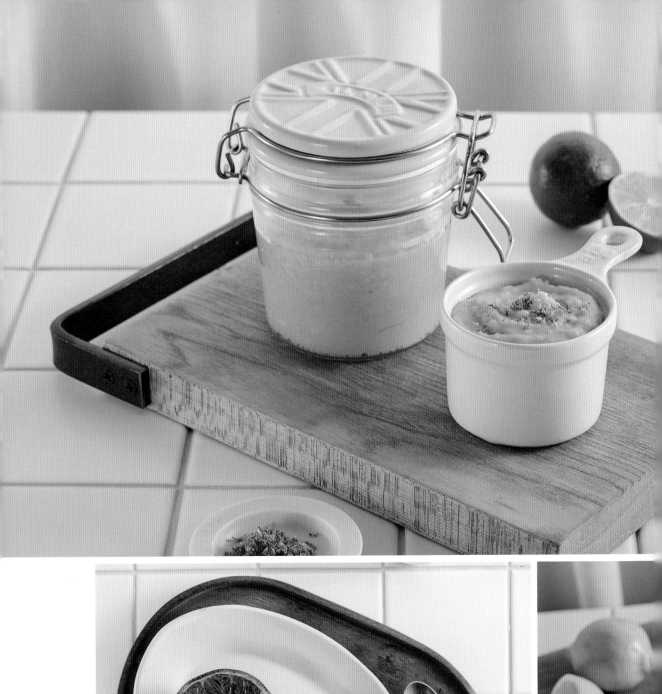
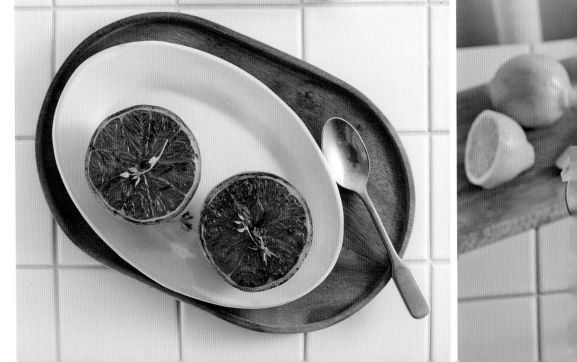

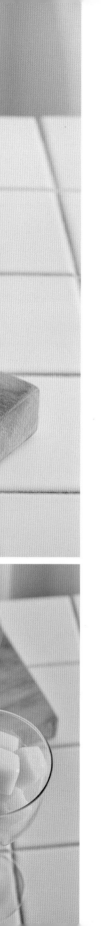

증상 7

구강건조증

식사 방법 _ 식전에 새콤달콤한 간식 먹기
+ 부드럽고 삼키기 편한 음식으로 식사하기
추천 음식 _ 레몬사탕, 새콤달콤한 과일, 껌

항암치료를 받다 보면 여러 약물들에 의해 침샘이 파괴되거나 침 성분이 변해 구강건조증이 생기게 됩니다. 특히 머리와 목 주위에 항암화학요법이나 방사선치료를 받는 환자들은 침 분비가 줄어 입 안이 마르기 쉽습니다. 입 안이 건조해지면 음식물을 씹고 삼키는 것이 더 어려워지고 음식의 맛이 변한 것처럼 느껴지기도 합니다.

구강건조증이 나타났을 때는 침의 분비를 늘려야 하는데, 식사 전에 달거나 신 과일, 음료, 껌, 사탕 등을 먹으면 증상 완화에 효과가 있습니다. 레몬얼음이나 레몬 조각을 입속에 넣고 있는 것도 좋은 방법입니다. 식사로는 부드럽고 씹기 편한 음식, 국물이 있어서 목 넘김이 수월한 음식이 적당하고, 물을 조금씩 자주 마시면 효과적입니다. 의사가 제한하는 경우가 아니라면 물병을 늘 곁에 두고 하루에 3리터 정도의 물을 마시면 도움이 됩니다.

자몽은 싱그러우면서 특유의 쓴맛이 매력적인 과일입니다. 루비와 같은 붉은색 과육은 보기에도 예쁘지요. 그냥 먹어도 맛있지만, 꿀이나 메이플시럽을 발라 달콤하게 구워내면 평소에 자몽을 즐기지 않던 사람도 맛있게 먹을 수 있는 색다른 메뉴가 됩니다.

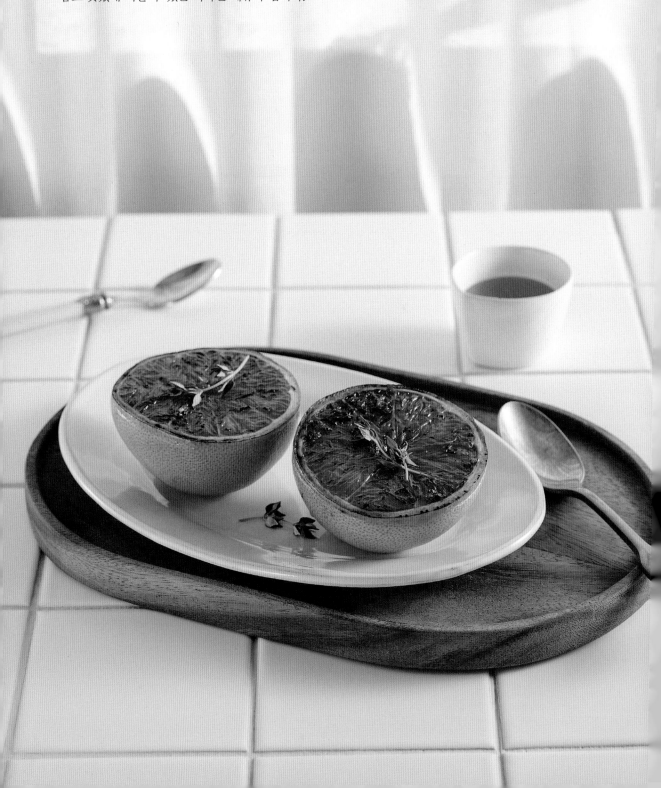

자몽 오븐구이

1인분 칼로리 **110** kcal / 단백질 **2**g

재료 _ 2인분

자몽 250g

꿀(또는 메이플시럽) 10g(1/2큰술)

만들기

1 자몽은 깨끗이 씻어 가로로 반 가른다.

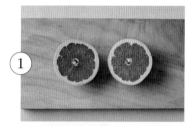

2 가운데의 흰색 심지를 빼낸 뒤, 그 안에 꿀이나 메이플시럽을 넣고 단면에도 고루 뿌린다.

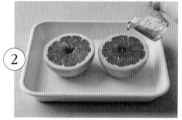

3 오븐 온도를 190℃로 맞춰 12분간 굽는다.

    tip 오븐의 성능이나 특성에 따라 굽는 온도가 달라질 수 있어요. 오븐 대신 에어프라이어를 이용해도 됩니다.

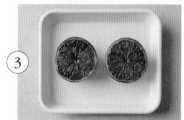

달걀로 만드는 커드크림은 부드럽고 달콤하면서도 달걀과 버터가 들어가 충분한 칼로리를 냅니다. 라임 즙과 라임 껍질을 넣어 상큼함을 더한 라임 커드크림을 소개합니다. 노란빛이 잘 보이도록 유리병에 담아 냉장고에 두고 시원해지면 꺼내 즐기세요.

라임 커드크림

1인분 칼로리 134kcal / 단백질 2g

재료 _ 2인분

라임 1개(라임즙 12g + 라임 제스트 4g)

달걀노른자 24g(2개)

무염 버터 24g

나트비아 32g(2½큰술)

소금 조금

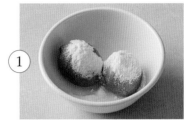

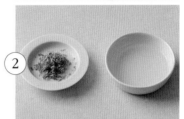

만들기

1 라임은 베이킹소다를 묻혀 부드러운 솔로 문지른 뒤 흐르는 물에
   깨끗이 씻는다.

   tip 껍질까지 먹기 때문에 유기농 라임을 사용하면 좋습니다. 유기농이 아니
   면 베이킹소다로 꼼꼼하게 씻으세요.

2 라임 껍질의 초록 부분만 얇게 저며 다지듯이 잘게 썰거나 치즈
   그레이터 등으로 살짝 갈아 라임 제스트를 만든다. 라임 알맹이
   는 즙을 짠다.

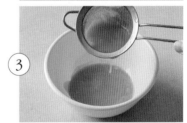

3 달걀노른자는 체에 한 번 거른다.

4 라임즙, 라임 제스트, 달걀노른자, 나트비아, 소금을 냄비에 넣고
   부드럽게 어우러질 때까지 잘 섞는다.

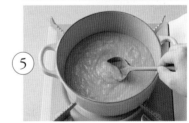

5 냄비를 약한 불에 올려 걸쭉해질 때까지 4~5분 동안 젓다가 버터
   를 넣는다.

6 버터가 다 녹고 크림이 부드러워지면 불을 끄고 식힌다. 열탕 소
   독한 유리병에 담는다.

비타민 C를 가득 머금고 있는 레몬은 생각만 해도 침이 고여요. 이런 특징 때문에 레몬 자체를 먹기란 쉽지 않지만, 통째로 곱게 갈아 얼음으로 만들면 입 안이 건조할 때 유용합니다. 시원하면서도 새콤해서 침샘을 자극하는 아주 좋은 간식이 되지요.

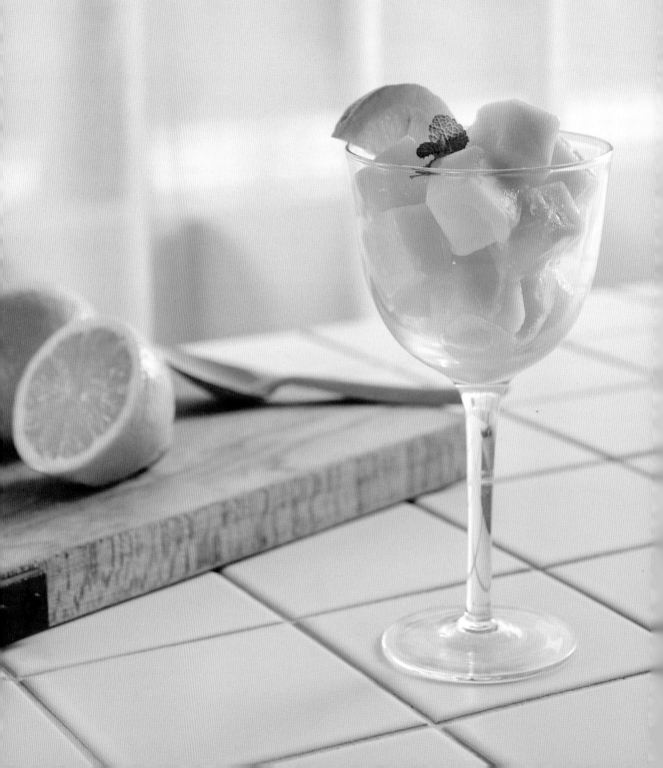

레몬얼음

1인분 칼로리 **25**kcal / 단백질 **1**g

재료 _ 2인분

레몬 160g
물 80mL

만들기

1 레몬은 베이킹소다를 묻혀 부드러운 솔로 문지른 뒤 흐르는 물에
 깨끗이 씻는다.

> tip 껍질까지 먹기 때문에 유기농 레몬을 사용하면 좋습니다. 유기농이 아니
> 면 베이킹소다로 꼼꼼하게 씻으세요.

2 레몬을 껍질째 적당한 크기로 썬다.

3 썰어둔 레몬은 물과 함께 믹서로 갈거나 착즙기로 즙을 짠다.

> tip 껍질을 같이 갈면 상큼한 향미가 좋아요.

4 얼음 틀에 레몬즙을 부어 꽁꽁 얼린다.

> tip 레몬을 믹서로 갈면 껍질이 남기 쉬우니 고속으로 곱게 가세요. 이물감 때
> 문에 먹기 어렵다면 체에 한 번 걸러내면 됩니다.

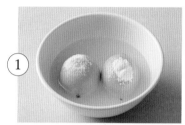

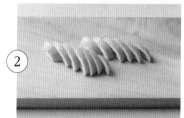

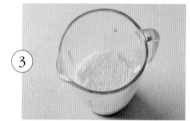

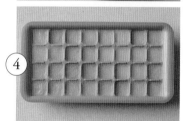

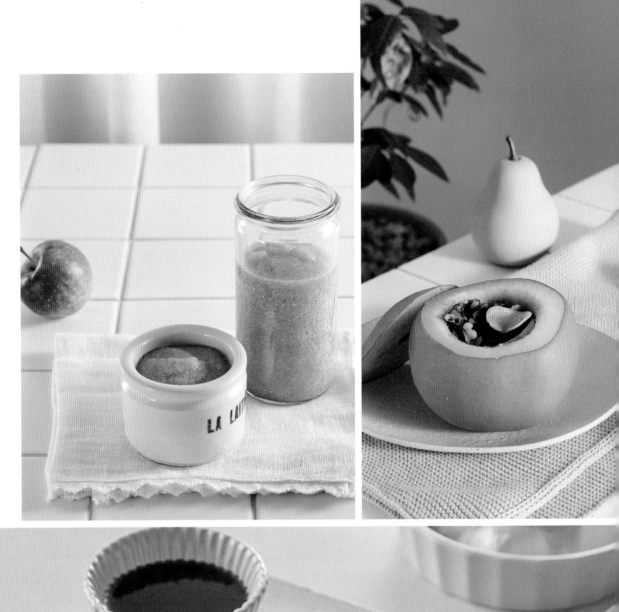
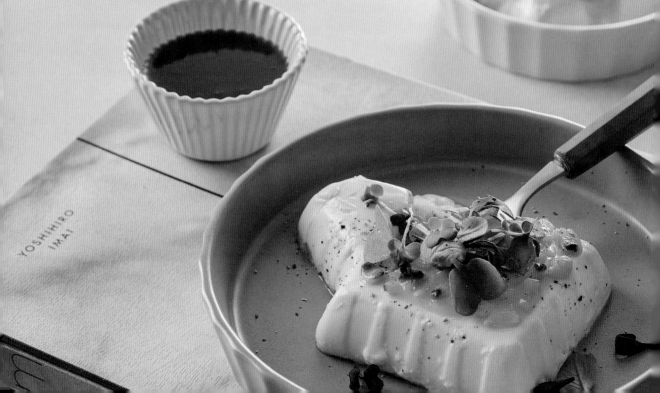

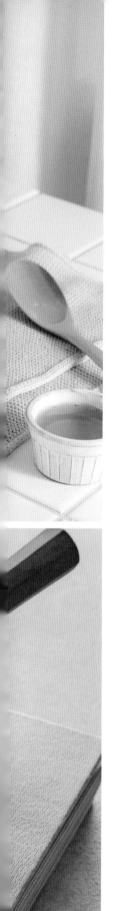

면역기능 저하

식사 방법 _ 완전히 익힌 음식 먹기 + 위생 수칙 지키기
추천 음식 _ 통조림 과일, 멸균 우유, 멸균 주스, 볶은 김치

항암 화학요법이나 방사선치료 후 백혈구 수가 감소했다면 감염에 특별히 더 주의해야 합니다. 식사와 관련해서는 음식 중의 박테리아균 등에 의한 감염을 예방하기 위해 충분히 익혀 먹는 게 중요합니다.

면역력이 낮을 때에는 유익균 역시 체내 감염 요인이 될 수 있습니다. 예를 들어 일반적으로 마시는 우유는 인체에 해로운 미생물만 사멸한 살균우유인데, 면역력이 저하된 시기에는 해로운 균은 물론 이로운 균까지 사멸한 멸균우유를 마시는 것이 현명합니다. 과일이나 과일주스도 생것보다는 가열과 살균을 통해 미생물을 제거한 제품을 먹는 것이 좋고, 김치도 생김치 대신 볶은 김치를 선택해야 안전합니다.

생활 속의 위생 수칙을 철저히 지키는 것도 중요합니다. 음식을 조리하기 전이나 식사 전에는 꼭 손을 씻고, 조리에 쓰는 기구, 그릇, 수저는 반드시 소독하세요. 마지막으로 충분히 조리한 음식이라 해도 시간이 지날수록 미생물과 같은 균이 번식하므로 되도록 빨리 먹도록 합니다.

사과에는 펙틴과 폴리페놀 등 암 예방에 효과가 있는 성분이 풍부한데, 특히 대장암이나 유방암을 예방하는 것으로 알려져 있습니다. 생과일을 제한해야 할 때는 사과 과육을 새콤달콤하게 조려서 간식을 만들어보세요. 사과가 부드럽게 익었을 때 대충 으깨어 숟가락으로 떠먹어도 되고, 믹서 등으로 곱게 갈아서 먹어도 좋습니다. 기호에 따라 꿀이나 계핏가루 등을 넣어서 즐기세요.

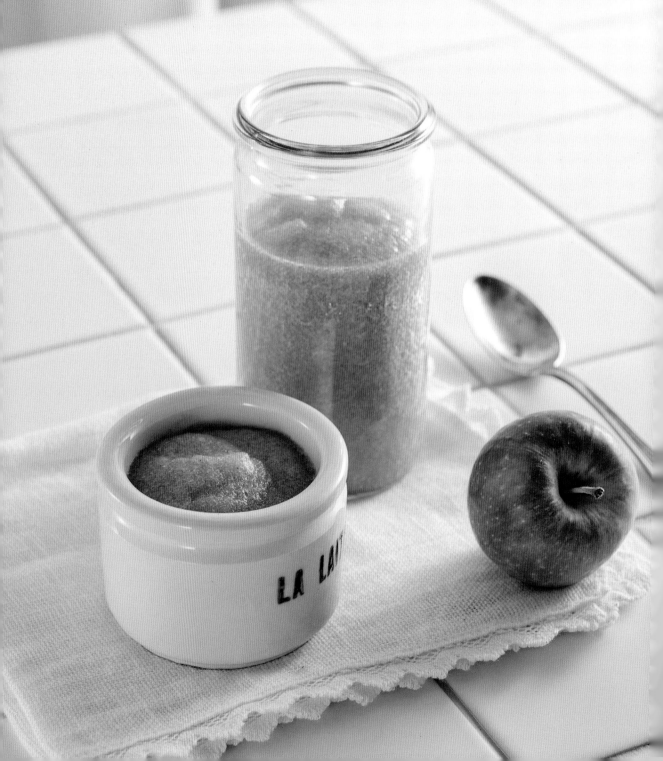

애플 소스

1인분 칼로리 **105**kcal / 단백질 **1**g

재료 _ 2인분

사과 400g
레몬 30g
나트비아 20g(1⅓큰술)
계핏가루 조금
소금 조금
물 40mL

만들기

1 사과는 껍질을 벗기고 씨를 뺀 뒤 사방 2cm 크기로 썬다.

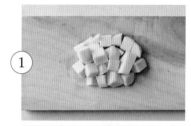

2 레몬은 베이킹소다를 묻혀 부드러운 솔로 문지른 뒤 껍질을 깨끗이 씻어 즙을 짠다. 남은 껍질은 사방 2cm 크기로 썬다.

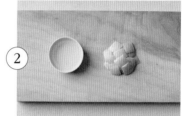

   tip 레몬즙 짜기가 번거롭다면 시판 레몬즙을 사용해도 괜찮습니다. 애플 소스 만들 때 레몬즙을 넣으면 사과의 갈변을 막을 뿐 아니라 상큼한 풍미도 더할 수 있어요. 레몬이 없거나 새콤한 맛보다 부드러운 맛이 좋을 때는 넣지 않아도 됩니다.

3 냄비에 썰어둔 사과, 레몬 껍질, 레몬즙, 나트비아, 계핏가루, 소금, 물을 넣고 중간 불에서 20분간 끓인다.

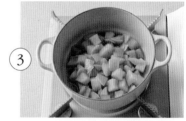

4 충분히 익으면 레몬 껍질을 골라낸 뒤, 사과와 즙을 핸드 블렌더나 믹서로 곱게 간다.

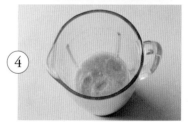

5 열탕 소독한 유리병에 담는다.

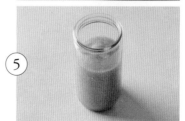

궁중요리에서 '배숙'이라고 부르는 음식으로 익힌 배를 뜻해요. 배와 통후추, 생강, 꿀로 만드는 따뜻한 화채라고 할 수 있습니다. 달콤하고 질감이 부드러워 항암치료 중 생과일 먹기가 부담스러울 때 편하게 즐길 수 있지요. 무엇보다 감기나 변비가 있을 때 꼭 챙기세요.

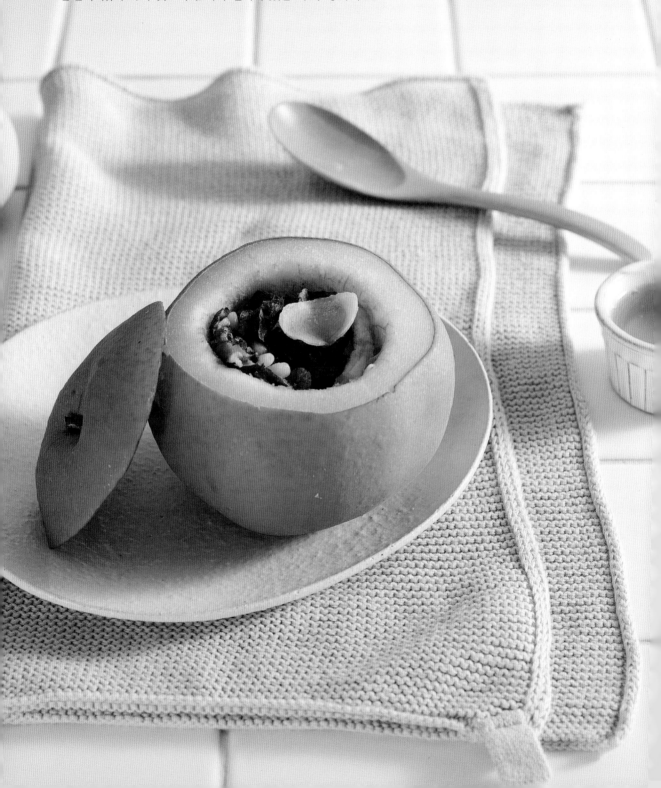

배꿀찜

1인분 칼로리 178kcal / 단백질 2g

재료 _ 2인분

배 500g(1개)
도라지 10g
대추 3개
생강 2g
잣 4알
통후추 3알
꿀 20g(1큰술)

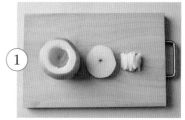

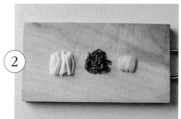

만들기

1 배는 윗부분을 2cm 정도 도려낸 뒤 숟가락으로 속을 파낸다. 도려낸 윗부분은 뚜껑으로 사용하고, 파낸 속살은 채 썬다.

2 도라지는 껍질을 벗겨 채 썰고, 대추는 씨를 빼고 채 썬다. 생강은 얇게 저민다.

3 속을 파낸 배에 도라지, 대추, 생강, 잣, 통후추, 채 썬 배를 넣고 꿀을 뿌린다.

4 도려낸 배를 덮어 김 오른 찜기에 1시간 정도 찐다.

   tip 익히는 동안 배즙이 새어 나올 수 있어요. 오목한 내열도자기 찜기를 이용하면 알뜰하게 먹을 수 있습니다.

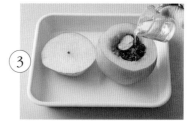

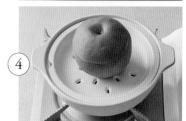

항암치료 중 면역기능이 떨어졌을 때는 치즈도 잘 익혀 먹어야 합니다. 오븐에 노릇노릇 구워낸 치즈 요리는 허약해진 몸에 단백질과 에너지를 보충하는 풍미 좋은 메뉴예요. 부드러워서 환자들도 먹기 편한 연두부는 암 치료 시기의 훌륭한 칼슘 급원이므로 자주자주 밥상에 올리는 것이 좋습니다.

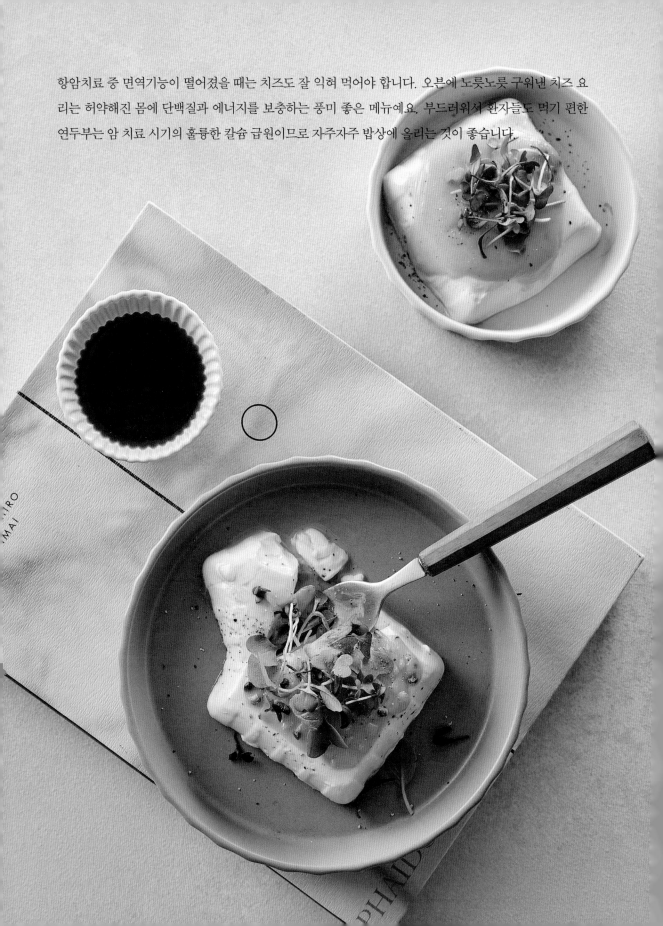

연두부 치즈구이 ──────────────

1인분 칼로리 **123**kcal / 단백질 **10**g

재료 _ 2인분

연두부 300g

체더치즈 40g(2장)

새싹채소 10g

소금 조금

후춧가루 조금

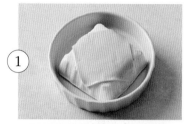

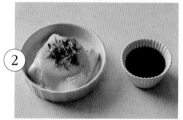

만들기

1 내열 용기에 연두부를 담고 체더치즈를 뿌려 190℃의 오븐에서
　5분간 굽는다.

2 구운 연두부 위에 새싹채소를 올리고 소금과 후춧가루를 뿌린다.
　tip 간장 양념장이나 좋아하는 드레싱을 곁들이면 더 맛있어요.

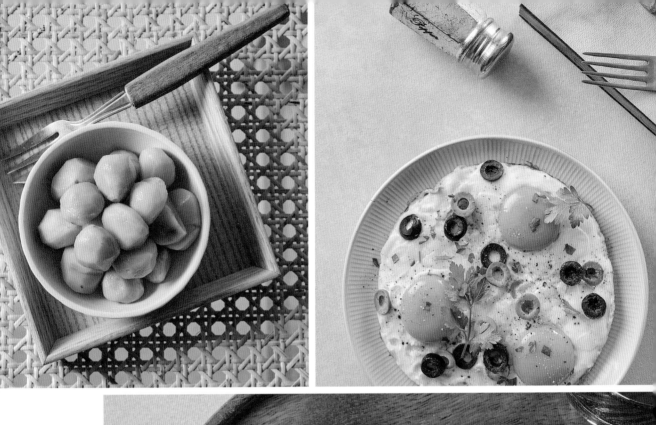
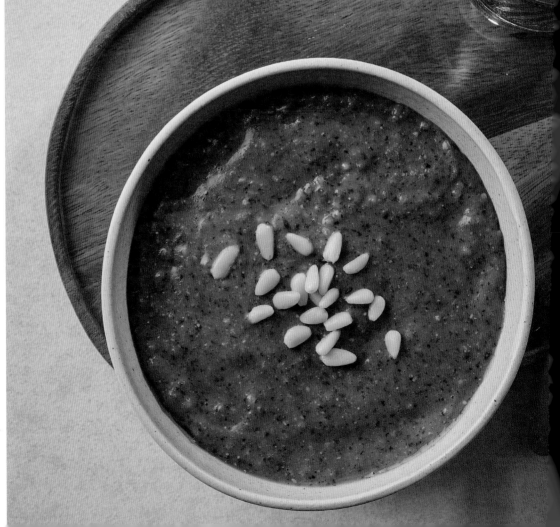

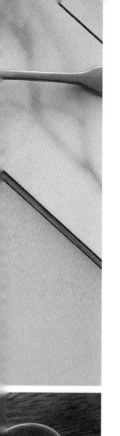

영양부족

식사 방법 _ 간식으로 영양 보충하기 + 즐겁게 먹을 수 있는 모든 음식 먹기

추천 음식 _ 단백질 · 식이섬유 보충 음식, 평소 즐기던 음식, 영양 밀도 높은 간식

항암치료 중에는 적절하고 충분한 영양 공급이 중요합니다. 세 끼 식사에 어려움이 있는 경우는 물론, 그렇지 않은 경우에도 식사 외 간식 섭취는 필요합니다. 여러 부작용으로 매끼 균형 있게 섭취하기가 힘들기 때문입니다.

이럴 때는 환자가 즐겁게 먹을 수 있는 음식이면 어떤 것도 좋습니다. 평소 즐겨 먹던 음식, 생각나는 음식을 준비해 환자의 기운과 기분을 끌어올리는 게 포인트입니다. 환자의 상태가 나아지면 부족한 영양소 보충에 신경 쓰면서 선택하면 됩니다.

암 치료 중에는 주로 단백질과 식이섬유가 부족하기 쉽습니다. 환자가 조금밖에 먹지 못하는 경우를 생각해 영양 밀도가 높은 음식, 다양한 영양소가 골고루 들어있는 음식을 준비하면 더 효과적입니다. 영양이 부족해지는 일이 없도록 여기서 소개하는 메뉴 외에 3장의 간식 메뉴도 적극적으로 활용하세요.

검은콩은 단백질 함유량이 100g당 35g으로 쇠고기보다 많고, 비타민 B_1·B_2·E가 풍부한 항암 식재료입니다. 항암치료 중에는 고소한 맛, 상큼한 맛, 시원한 맛 등이 먹기 좋습니다. 죽은 보통 따뜻하게 먹지만, 입맛이 없을 때는 묽게 조리해 차갑게 식혀서 음료처럼 마시는 것도 좋은 방법입니다.

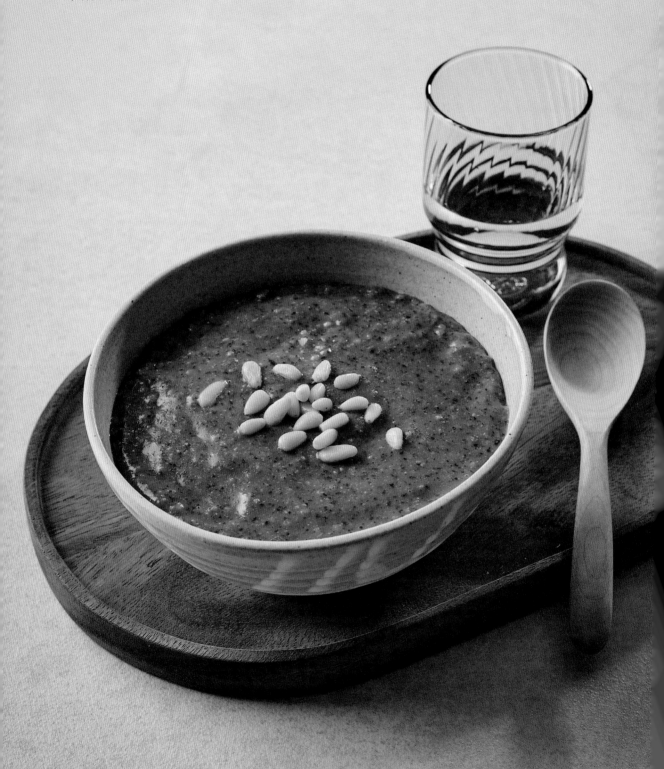

검은콩죽

1인분 칼로리 225kcal / 단백질 11g

재료 _ 2인분

불린 쌀 100g
불린 검은콩 100g
검은깨가루 15g(2큰술)
잣 조금
참기름 5g(1¼작은술)
소금 조금
물 800mL

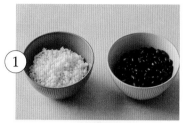

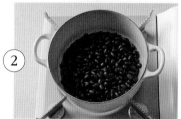

만들기

1 쌀과 검은콩은 각각 물을 넉넉히 부어 불린다.

2 불린 검은콩을 냄비에 넣고 물을 자박하게 부어 끓인다.

3 불린 쌀과 익힌 검은콩에 각각 물을 200mL씩 부어 믹서로 간다.

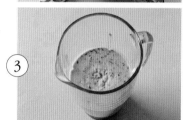

4 쌀물과 콩물에 남은 물 400mL를 붓고 약한 불에서 10여 분간 저어가며 끓이다가 검은깨가루를 넣는다.

   tip 환자의 상태에 맞게 물의 양을 조절해 농도를 맞추세요.

5 죽이 알맞게 쑤어지면 소금 간을 한 뒤 참기름을 뿌리고 잣을 올린다.

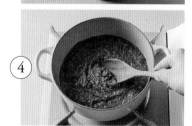

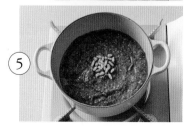

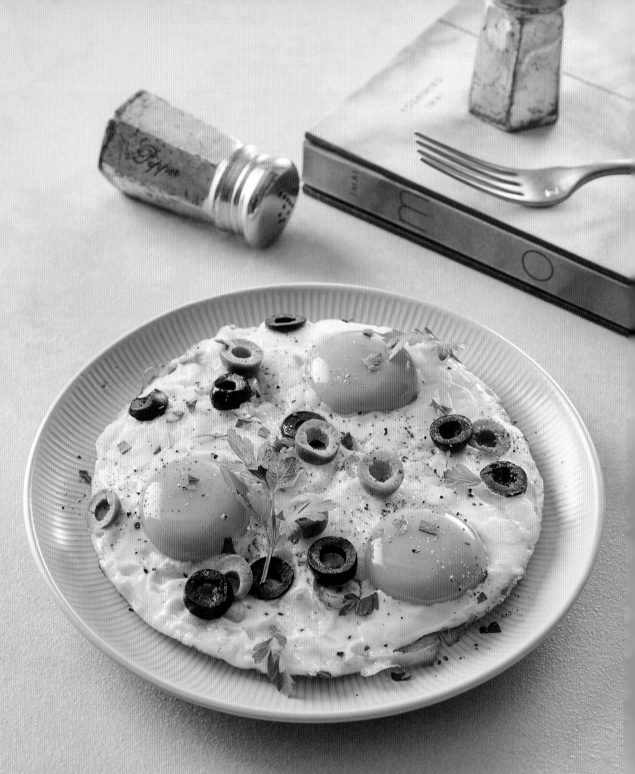

하루 한 개의 사과와 달걀을 먹는 것은 건강을 위해 참 좋은 식습관입니다. 두 식품은 맛도 잘 어울러서
함께 구우면 먹기 좋은 간식이 뚝딱 완성됩니다. 피자처럼 치즈와 올리브를 토핑해 풍미를 더 끌어올리
고 칼로리와 단백질도 꽉꽉 채웠으니 꼭 한번 만들어보세요.

달걀 사과구이

1인분 칼로리 215kcal / 단백질 13g

재료 _ 2인분

달걀 150g(3개)　　　　후춧가루 조금
사과 80g　　　　　　　올리브오일 5g(1¼작은술)
모차렐라치즈 30g
그린·블랙 올리브 20g씩
파슬리가루 조금
소금 조금

만들기

1　사과는 깨끗이 씻어 채 썰고, 올리브는 동글게 썬다.

2　달군 팬에 올리브오일을 두르고 사과를 볶아 넓게 펼친다.

3　사과가 익으면 달걀을 깨서 사과 위에 올리고 치즈를 뿌린 뒤, 올
　리브를 군데군데 올리고 소금, 후춧가루를 뿌린다.

　　tip 달걀을 모양 살려 올려도 좋고, 풀어서 볶은 사과 위에 부어 팬케이크처럼
　　구워도 좋아요.

4　뚜껑을 덮어 약한 불에서 굽는다.

5　달걀이 익으면 접시에 담고 파슬리가루를 뿌린다.

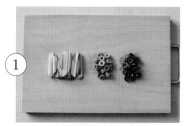

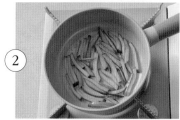

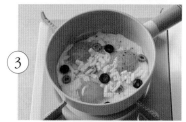

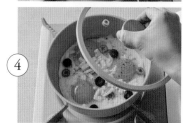

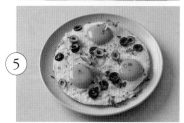

밤은 탄수화물, 지방, 단백질뿐 아니라 식이섬유, 각종 미네랄과 비타민까지 고루고루 들어있는 영양 식품이에요. 삶아서 간식으로 내면 환자의 입맛을 돋울 뿐 아니라 적은 양으로도 충분한 칼로리를 공급합니다. 밤의 퍽퍽한 질감이 부담스러울 때는 죽을 쑤거나 달콤하게 조리면 먹기 좋아요.

홈메이드 맛밤

1인분 칼로리 162kcal / 단백질 3g

재료 _ 2인분

껍질 벗긴 밤 200g
나트비아 60g(5큰술)
소금 조금
물 60mL

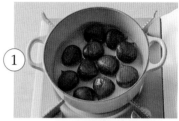

만들기

1 밤은 끓는 물에 15분 정도 삶아 건져 껍질을 벗긴 뒤 먹기 좋은
크기로 썬다.

   tip 밤 껍질을 까기가 번거롭다면 '깐 밤'이라고 하는 시판 제품을 활용해도 괜
   찮아요.

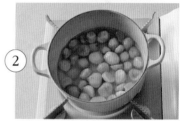

2 껍질 벗긴 밤을 냄비에 담고 나트비아, 소금, 물을 넣어 나트비아
가 녹을 정도로 끓인 뒤, 10분간 약한 불에서 더 익힌다.

3 밤이 부드럽게 익으면 펼쳐놓아 충분히 식힌 뒤 접시에 담는다.

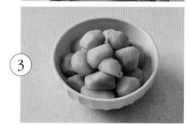

3장

일상
관리식

항암치료 중에는 물론 치료가 끝난 뒤에도 꾸준한 식단 관리는 아주 중요합니다. 암의 재발을 막고 건강한 일상으로 돌아가려면 건강 관리식을 반드시 실천해야 합니다. 관리식이라고 하면 어려울 것으로 생각할 수 있지만, 한 끼를 단백질 반찬 한 가지와 채소 반찬 두 가지로 구성하면 최고의 관리식이 됩니다. 이렇게 구성한 1식 3찬을 기본으로 간식, 도시락, 한 그릇 음식 등을 필요에 따라 적절히 활용하면 효과적입니다. 간혹 채식이 좋다는 말에 혹해 채소로만 밥상을 차리는 경우가 있는데, 암과의 싸움에서 양질의 단백질은 든든한 지원군 역할을 한다는 것을 꼭 기억하세요.

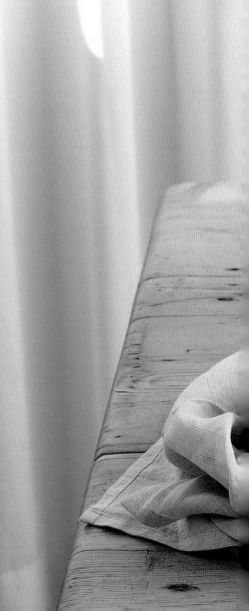

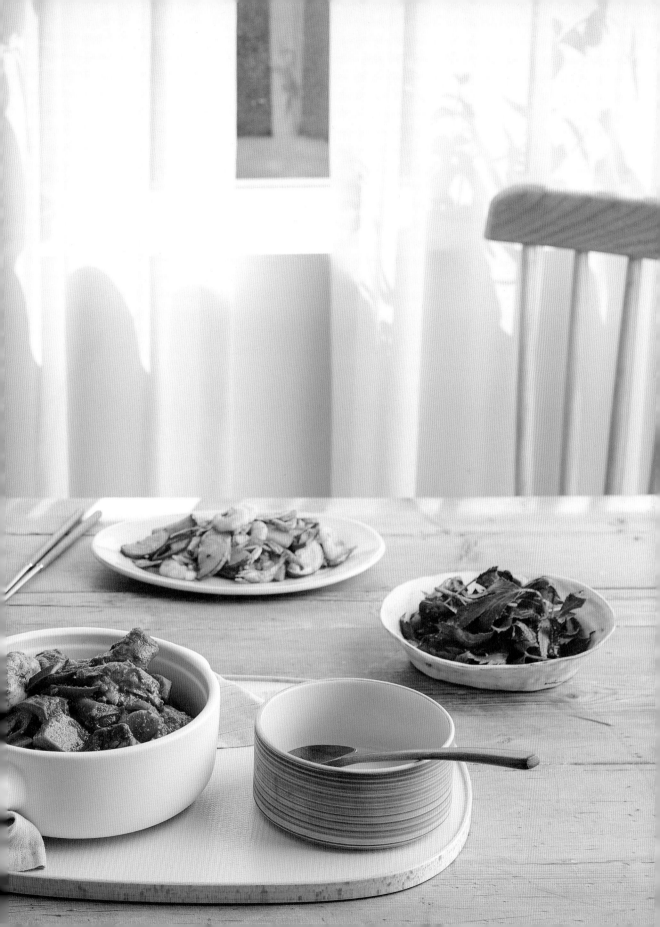

PART
1

한 끼에 한 가지씩! 고기&해물 반찬

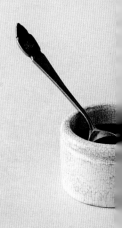

적당량의 단백질 섭취는 정상 세포의 손상을 막아 몸이 항암치료를 견딜 수 있도록 돕습니다. 고기와 생선, 두부, 달걀, 콩 등에 많이 들어있는 단백질은 근육을 구성할 뿐만 아니라 질병이 있는 부위의 회복을 돕고 면역력을 높이는 데 꼭 필요한 필수 영양소입니다. 한 끼의 식사에 한두 개의 단백질군 음식을 반드시 포함시켜야 합니다. 이때 포화지방이 많은 삼겹살이나 갈비 등은 피하고, 닭가슴살, 흰살생선, 소 안심이나 사태, 콩 등 질 좋은 단백질이 많은 식품을 선택하는 것이 좋습니다.

그러나 아무리 좋은 단백질 급원이라 하더라도 1회 섭취량은 성인 기준 한 주먹 정도로 제한하는 것이 좋습니다. 단백질 식품을 과다 섭취할 경우 체내 대사 후 남은 것이 모두 지방으로 저장되어 체중 증가와 그로 인한 심혈관계 질환을 유발할 수 있기 때문입니다.

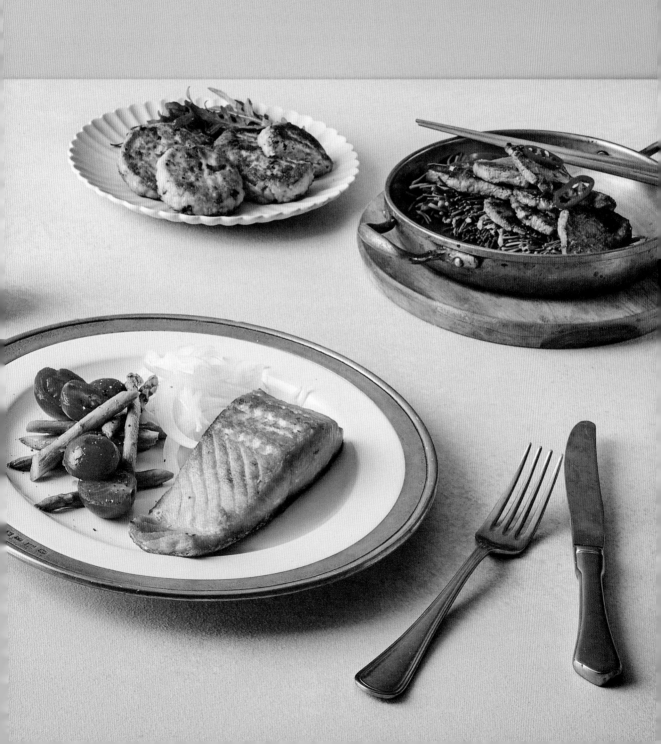

단백질이 풍부한 쇠고기와 타우린이 풍부한 낙지가 만나 환자의 빈혈 예방과 기력 회복에 도움을 주는 요리입니다. 붉은 고추를 빼면 맵지 않아서 입 안이 헐거나 상처가 있을 때도 먹기 좋습니다.

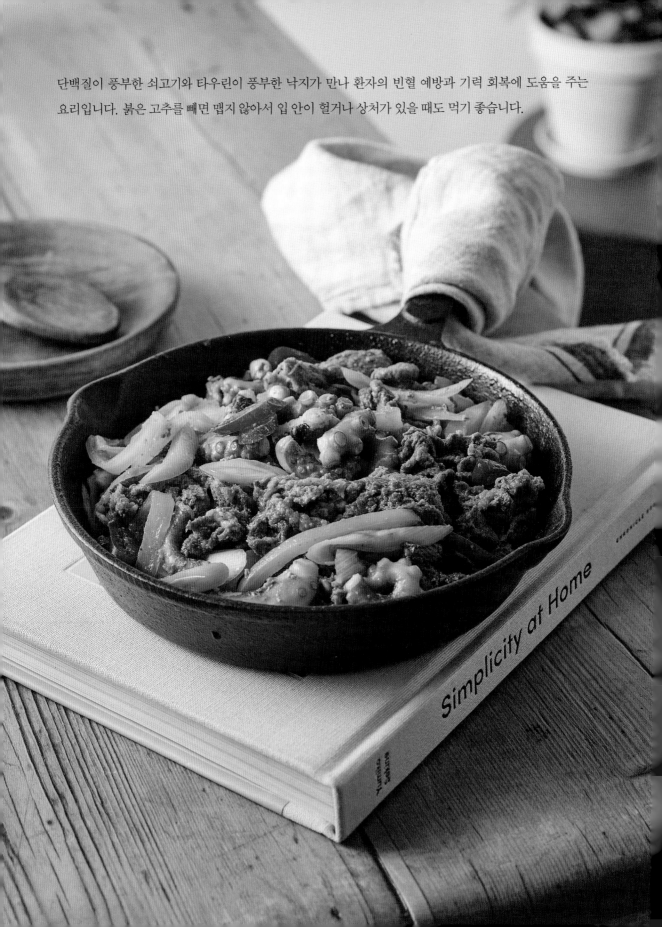

불고기 낙지볶음

1인분 칼로리 256kcal / 단백질 35g

재료 _ 2인분

쇠고기(불고깃감) 80g

낙지 150g

양파 50g

노랑 파프리카 30g

대파 조금

붉은 고추 조금

간장볶음 양념* 90g(4½큰술)

올리브오일 조금

* 간장볶음 양념(p.40 참조)

간장·올리고당 200g씩

맛술 90g

배·양파 200g씩

다진 마늘 30g

후춧가루 조금

멸치 가루·새우 가루·홍합살 가루·표고
버섯 가루(선택) 0.2g씩

만들기

1 낙지는 내장을 빼고 흐르는 물에 깨끗이 씻은 뒤, 끓는 물에 살짝
   데쳐 한입 크기로 썬다.

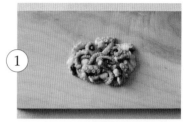

2 양파와 파프리카는 채 썰고, 대파와 붉은 고추는 어슷하게 썬다.

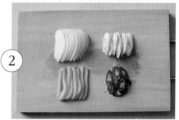

3 쇠고기, 양파를 간장볶음 양념에 잰다.

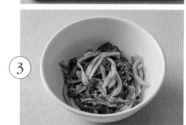

4 팬에 올리브오일을 두르고 재어둔 쇠고기를 볶다가, 절반 정도 익
   으면 낙지와 파프리카, 대파, 붉은 고추를 넣어 살짝 익힌다.

   tip 봄철에는 낙지 대신 주꾸미를 넣어도 좋습니다. 낙지와 주꾸미는 오래 익
   히면 질겨지므로 마지막에 넣어 살짝만 익히세요.

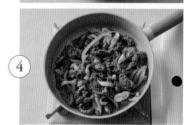

연어는 단백질과 불포화지방산이 풍부한 재료입니다. 잘 구운 연어에 달콤한 데리야키 소스를 곁들이면, 보기 좋고 맛있는 반찬이 됩니다. 항암치료로 음식 맛이 다르게 느껴진다면 데리야키, 폰즈, 타르타르 등 달콤하거나 새콤한 소스를 활용하세요. 역하게 느낄 수 있는 재료의 맛을 덮어줘 입맛 회복에 도움이 됩니다.

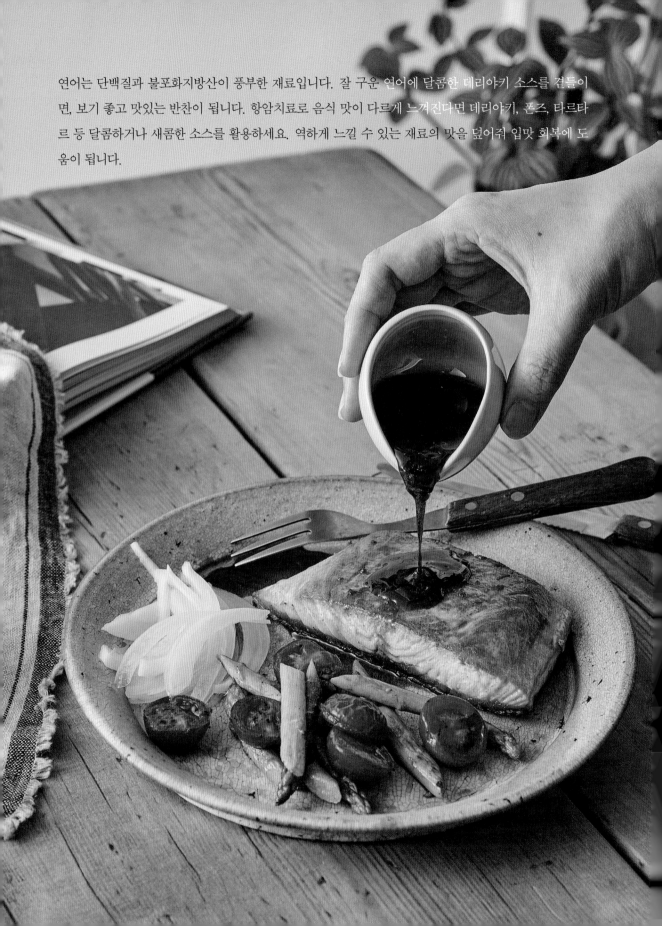

연어 데리야키구이

1인분 칼로리 **210**kcal / 단백질 **33**g

재료 _ 2인분

연어 150g

아스파라거스 1줄기

방울토마토 30g

양파 50g

올리브오일 조금

데리야키 소스

간장조림 양념 * 30g(1½큰술)

레몬 슬라이스 15g(1쪽)

생강 2g(1쪽)

* 간장조림 양념(p.41 참조)

간장 200g

올리고당 150g

다진 마늘 20g

후춧가루 조금

표고버섯 가루·당근 가루(선택) 0.1g씩

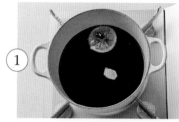

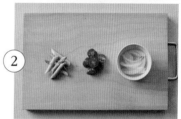

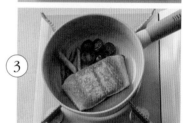

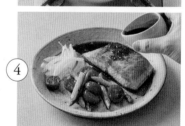

만들기

1 간장조림 양념에 레몬 슬라이스와 생강을 넣고 끓이다가 보글보
글 끓으면 불을 끈다.

 tip 데리야키 소스는 적은 양을 만들기보다 많이(레시피의 10배 정도) 만드는
게 편해요. 넉넉히 만들어두고 쓰세요.

2 아스파라거스는 3등분하고, 방울토마토는 2등분한다. 양파는 곱
게 채 썰어 찬물에 담가둔다.

3 달군 팬에 올리브오일을 두르고 연어, 아스파라거스, 방울토마토
를 굽는다.

 tip 연어 대신 대구, 은대구 등 살이 담백한 생선을 이용해도 잘 어울려요.

4 구운 연어와 채소를 접시에 담고 ①의 데리야키 소스를 뿌린다.

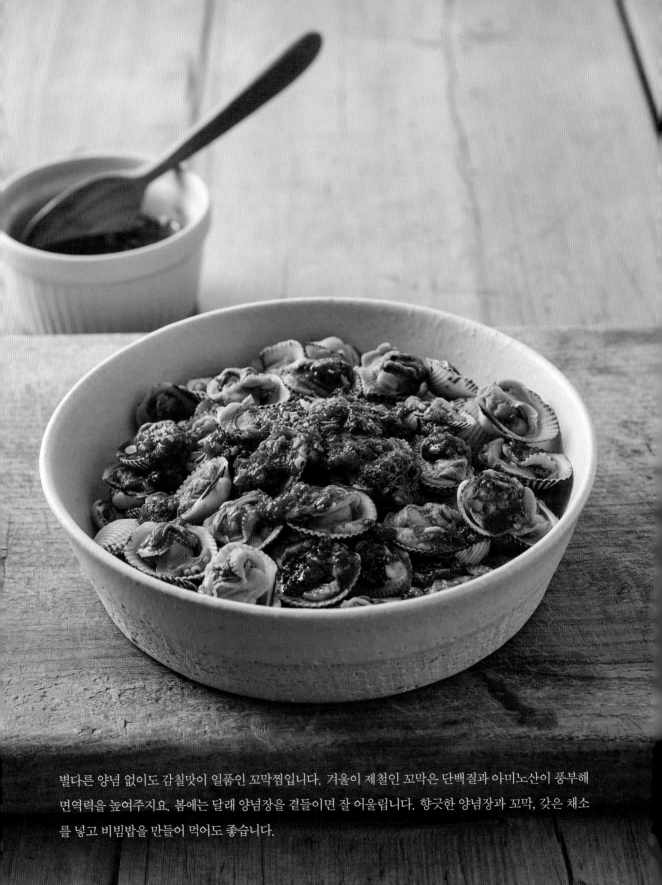

별다른 양념 없이도 감칠맛이 일품인 꼬막찜입니다. 겨울이 제철인 꼬막은 단백질과 아미노산이 풍부해 면역력을 높여주지요. 봄에는 달래 양념장을 곁들이면 잘 어울립니다. 향긋한 양념장과 꼬막, 갖은 채소를 넣고 비빔밥을 만들어 먹어도 좋습니다.

꼬막찜

1인분 칼로리 142kcal / 단백질 16g

재료 _ 2인분

꼬막 300g

양념장

간장 30g(1⅔큰술)
고춧가루 5g(2/3큰술)
다진 쪽파 5g(1작은술)

다진 마늘 5g(1작은술)
매실청 5g(1작은술)
참기름 5g(1¼작은술)
통깨 조금

만들기

1 꼬막은 껍데기끼리 비벼가며 바락바락 문질러 씻은 뒤, 옅은 소금
   물에 담가 어두운 곳에 3시간 정도 두어 해감을 뺀다.

2 꼬막을 끓는 물에 삶아 한쪽 껍데기만 뗀다.

3 양념장 재료를 고루 섞는다.

4 꼬막 위에 양념장을 조금씩 뿌린다.

   tip 양념장은 다른 조개나 제철 해산물에 곁들여도 잘 어울려요.

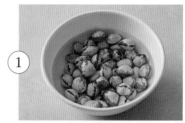

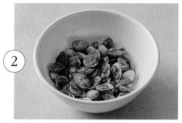

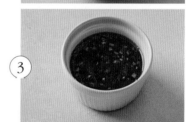

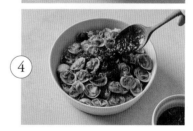

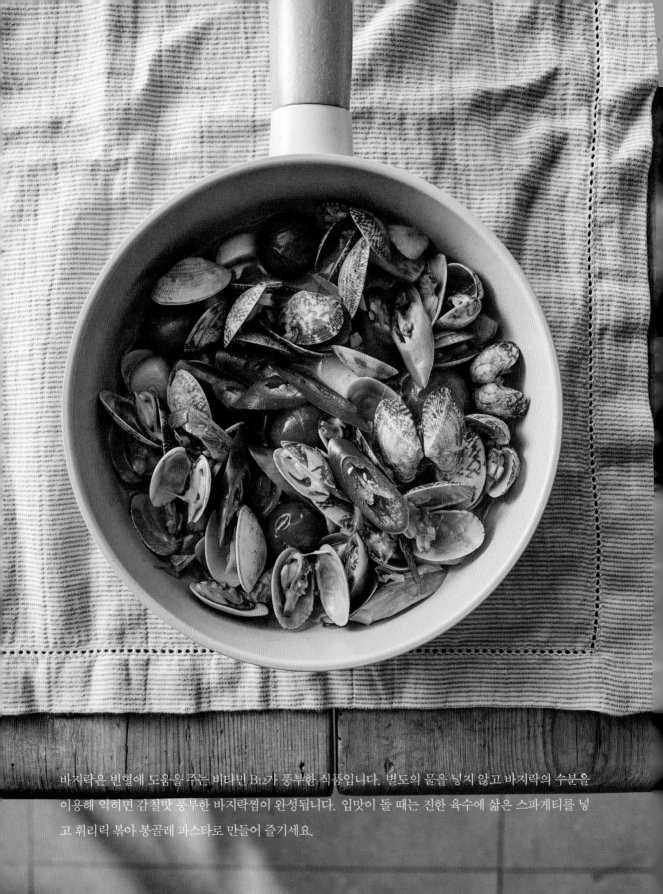

바지락은 빈혈에 도움을 주는 비타민 B12가 풍부한 식품입니다. 별도의 물을 넣지 않고 바지락의 수분을 이용해 익히면 감칠맛 풍부한 바지락찜이 완성됩니다. 입맛이 돌 때는 진한 육수에 삶은 스파게티를 넣고 휘리릭 볶아 봉골레 파스타로 만들어 즐기세요.

바지락 술찜

1인분 칼로리 273kcal / 단백질 17g

재료 _ 2인분

바지락 300g

방울토마토 50g

대파·마늘 20g씩

풋고추·붉은 고추 조금씩

청주(또는 화이트와인) 200g

후춧가루 조금

올리브오일 30g(2½큰술)

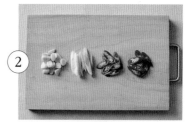

만들기

1 바지락은 옅은 소금물에 담가 어두운 곳에 3시간 정도 두어 해감
을 뺀다.

2 마늘은 저미고, 대파와 풋고추, 붉은 고추는 어슷하게 썬다.

3 달군 냄비에 올리브오일을 두르고 약한 불에서 마늘과 대파를
볶다가, 바지락을 넣고 센 불에서 좀 더 볶는다.

   tip 바지락 대신 홍합, 동죽, 가리비 등으로 만들어도 맛있어요.

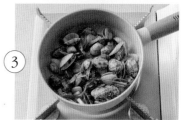

4 바지락이 살짝 벌어지면 방울토마토와 청주, 후춧가루를 넣고 뚜
껑을 덮어 익힌다.

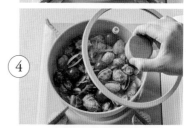

5 바지락이 익으면 풋고추, 붉은 고추를 넣는다.

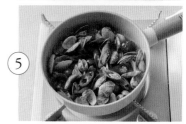

닭볶음탕에 항산화 영양소인 리코펜이 풍부한 토마토를 넣은 일품 건강 요리입니다. 토마토에는 칼륨이 풍부해 체내 나트륨 배설에도 도움을 줍니다.

매콤 토마토소스 닭볶음탕

1인분 칼로리 860kcal / 단백질 72g

재료 _ 2인분

닭고기(닭볶음탕용) 660g

완숙 토마토 100g

당근 30g

감자·양파 60g씩

대파 15g

붉은 고추 조금

고기 삶는 물

대파·저민 마늘 50g씩

생강 2g

청주 60g(4큰술)

물 1L

매콤 토마토소스

매운 볶음 양념* 280g

토마토 페이스트 25g(1⅓큰술)

채수* 130g

월계수 잎 1장

* 매운 볶음 양념(p.41 참조)

고추장·간장 100g씩

올리고당 50g

나트비아 20g

고춧가루 40g

사과·양파 50g씩

생강·맛술 20g씩

참기름 5g

통깨 2g

멸치 가루·새우 가루·표고버섯 가루(선택) 0.2g씩

* 채수(p.43 참조)

무 500g

양파 100g

대파 50g

다시마 35g

마른 표고버섯 5g

물 2L

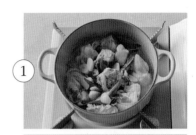

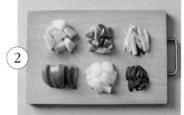

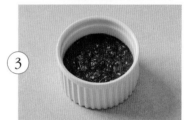

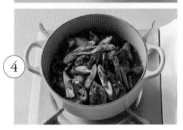

만들기

1 닭고기는 껍질을 벗기고 기름을 뗀다. 냄비에 물을 붓고 대파, 마늘, 청주, 생강을 넣어 끓이다가 닭고기를 넣고 1분간 데친다.

2 완숙 토마토, 당근, 감자, 양파는 한입 크기로 깍둑깍둑 썰고, 대파와 붉은 고추는 어슷하게 썬다.

3 매운 볶음 양념에 토마토 페이스트와 채수, 월계수 잎을 넣고 끓여 매콤 토마토소스를 만든다.

4 냄비에 데친 닭고기와 채소, 토마토소스를 넣어 20분 정도 부드럽게 익힌다.

돼지고기에 풍부한 비타민 B군은 에너지 대사에 관여해 피로 해소에 도움을 주는 영양소입니다. 고추장 양념에 물렸을 때는 된장으로 양념한 돼지고기구이를 만들어보세요. 맵지 않고 부드러워서 입 안이 헐거나 매운 음식이 부담스러운 사람들에게 추천합니다.

돼지고기 된장양념구이

1인분 칼로리 315kcal / 단백질 33g

재료 _ 2인분

돼지고기(구이용) 300g   후춧가루 조금

영양부추 40g   참기름 조금

붉은 고추 10g

올리브오일 10g(2½작은술)   *간장조림 양념(p.41 참조)

    간장 200g

구이 양념

간장조림 양념* 30g(1½큰술)   올리고당 150g

된장 30g(1½큰술)   다진 마늘 20g

맛술 30g(2큰술)   후춧가루 조금

다진 생강 조금   표고버섯 가루·당근 가루(선택) 0.1g씩

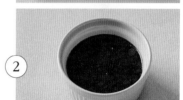

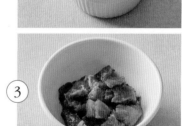

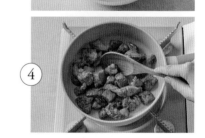

만들기

1 돼지고기는 한입 크기로 썰고, 영양부추는 3~4등분한다. 붉은
    고추는 어슷하게 썬다.

    tip 돼지고기는 기름기가 적은 목살이 잘 어울려요.

2 구이 양념 재료를 잘 섞는다.

3 돼지고기에 구이 양념을 고루 발라 30분 정도 잰다.

4 달군 팬에 올리브오일을 두르고 재어둔 돼지고기를 굽는다.

5 접시에 영양부추를 깔고 구운 돼지고기를 담은 뒤 붉은 고추를
    올린다.

황태는 얼고 녹기를 반복하면서 잘 마른 명태입니다. 명태는 칼슘과 아미노산이 풍부한 생선으로, 특히 풍부한 황 함유 아미노산은 간 해독을 도와 간을 보호하는 효과가 있습니다. 고추장양념을 발라 구우면 입맛 돋우고 뼈와 간 건강을 함께 챙길 수 있는 반찬이 됩니다.

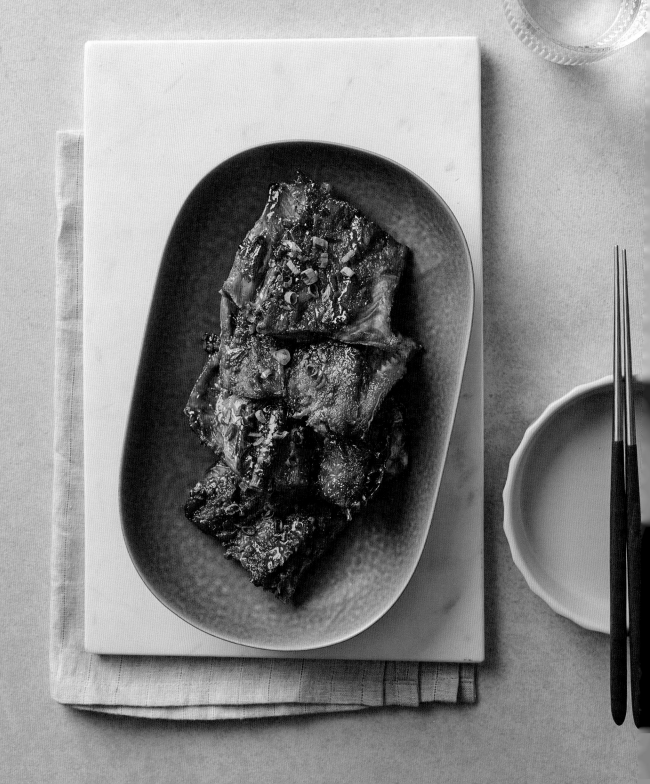

황태구이

1인분 칼로리 155kcal / 단백질 23g

재료 _ 2인분

황태 60g
다진 쪽파 10g(½큰술)
올리브오일 조금

고추장 30g(1½큰술)
참기름 10g(2½작은술)

* 간장조림 양념(p.41 참조)
간장 200g
올리고당 150g
다진 마늘 20g
후춧가루 조금
표고버섯 가루·당근 가루(선택) 0.1g씩

기름장

참기름 16g(1⅓큰술)
간장 10g(1⅔작은술)

구이 양념

간장조림 양념* 20g(1큰술)

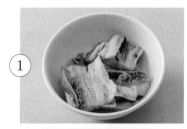

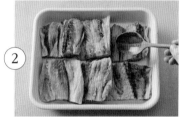

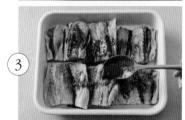

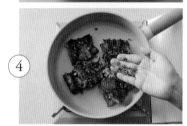

만들기

1 황태를 물에 충분히 적셔 20분 정도 불린다. 부드러워지면 물기를 짠 뒤, 먹기 좋은 길이로 자른다.

2 기름장 재료를 섞어 황태 안쪽에 고루 펴 바른다.

3 구이 양념 재료를 섞어 기름장 바른 황태 안쪽에 고루 펴 바른다.

4 달군 팬에 올리브오일을 두르고 황태를 껍질 쪽부터 굽는다. 마지막에 다진 쪽파를 올린다.

오리는 불포화지방산이 풍부해 사랑받는 식재료지만, 시판하는 훈제오리는 대부분 첨가물이 포함되어 있어 건강을 위해 선택하기엔 적합하지 않아요. 생오리고기로 만드는 레시피를 소개합니다. 혈관에 좋은 오리고기에 단호박, 마늘, 양파 등 항암 채소를 듬뿍 넣고 구운 건강 반찬입니다.

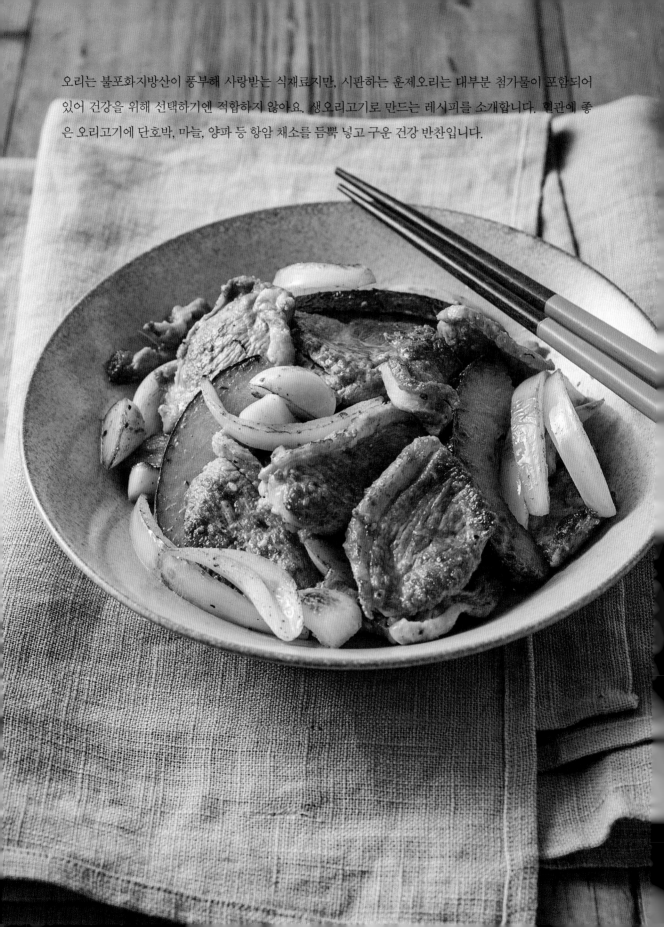

오리고기 로스구이

1인분 칼로리 **267**kcal / 단백질 **23**g

재료 _ 2인분

생오리고기 100g

단호박 30g

양파 60g

마늘 30g

올리브오일 조금

구이 양념

생강즙 조금

소금·후춧가루 조금씩

참기름·깨소금 조금씩

만들기

1 오리고기는 얇게 썬다. 단호박과 양파는 오리고기와 비슷한 크기로 썰고, 마늘은 저민다.

2 구이 양념 재료를 한데 담고 소금이 녹도록 고루 섞는다.

3 오리고기에 단호박, 양파, 마늘, 구이 양념을 넣어 버무린다.

4 달군 팬에 올리브오일을 두르고 양념한 오리고기와 채소를 넣어 굽는다.

tip 새콤달콤하게 무친 당귀겉절이(p.184 참조)를 곁들여 먹으면 잘 어울립니다.

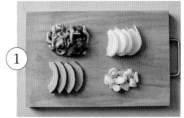

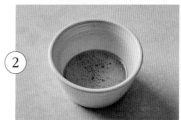

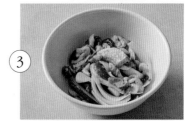

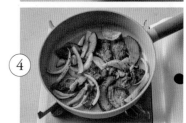

고등어는 대표적인 등푸른생선으로 DHA와 EPA가 풍부해 혈관 건강에 도움을 줘요. 감자에 풍부한 칼륨은 나트륨 배출을 도와 혈관을 튼튼하게 합니다. 고등어가 살이 올라 맛이 좋아지는 가을에 불포화지방산이 풍부한 고등어와 칼륨이 풍부한 감자를 함께 조려보세요.

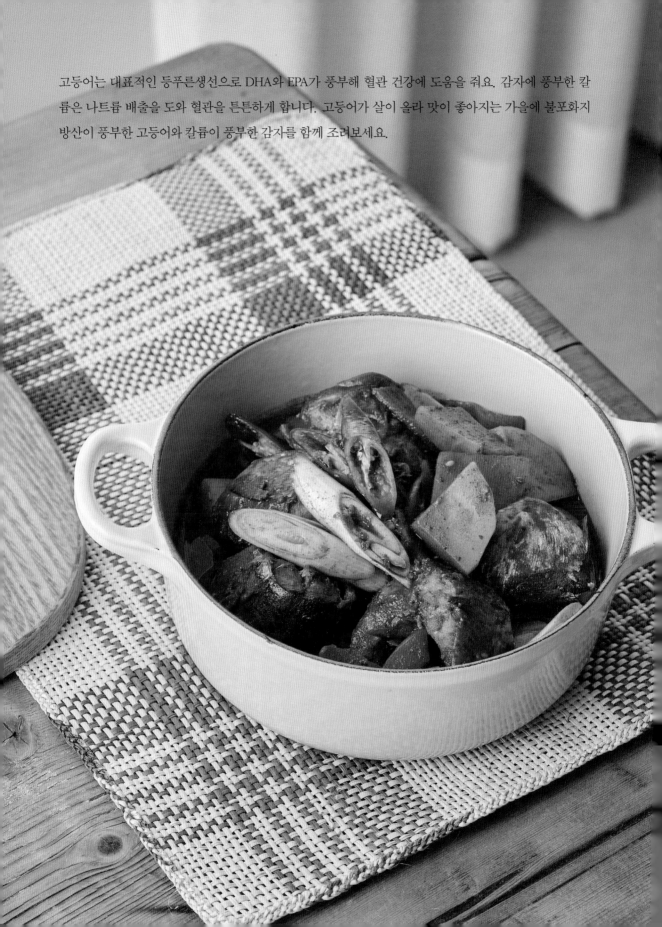

고등어 감자조림 ──────────

1인분 칼로리 **385**kcal / 단백질 **27**g

재료 _ 2인분

고등어 200g

감자 200g

양파 60g

대파 40g

청양고추 조금

조림 국물

매운 볶음 양념* 120g

들기름 조금

멸치 육수* 200g

* 매운 볶음 양념(p.41 참조)

고추장·간장 100g씩

올리고당 50g

나트비아 20g

고춧가루 40g

사과·양파 50g씩

생강·맛술 20g씩

참기름 5g

통깨 2g

멸치 가루·새우 가루·표고버섯
가루(선택) 0.2g씩

* 멸치 육수(p.43 참조)

굵은 멸치 20g(10마리)

마른 새우 10g

다시마 35g

물 2L

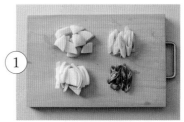

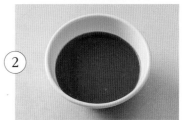

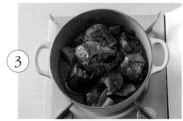

만들기

1 고등어는 먹기 좋게 토막낸다. 감자는 1.5cm 두께로 썰고, 양파
   는 채 썰고, 대파와 청양고추는 어슷하게 썬다.

2 조림 국물 재료를 잘 섞는다.

3 냄비에 감자와 양파, 고등어를 켜켜이 담고 조림 국물을 끼얹어
   10분간 끓인다.
   tip 고등어 대신 삼치를 조려도 맛있어요.

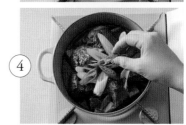

4 국물이 1/3 정도 줄어들면 대파와 청양고추를 넣고 한소끔 더 끓
   인다.

떡이 들어있지 않은 전통 떡갈비와 달리 진짜로 떡을 넣어 만든 떡갈비예요. 우리 몸의 주된 에너지원인 탄수화물과 근력 유지에 도움을 주는 단백질이 함께 들어있는 요리로, 쫄깃하게 씹히는 맛이 매력적입니다.

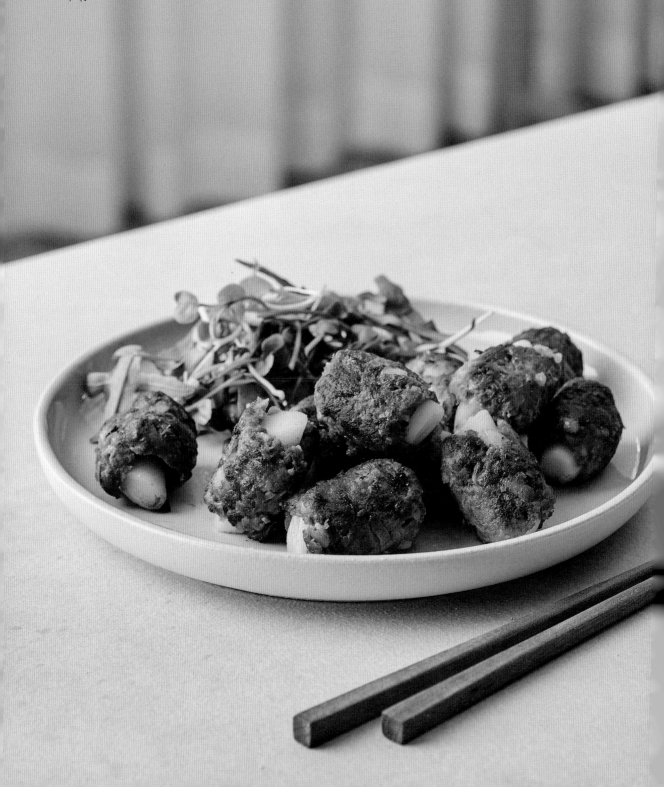

떡갈비

1인분 칼로리 362kcal / 단백질 36g

재료 _ 2인분

다진 쇠고기 150g	* 간장조림 양념(p.41 참조)
떡볶이용 떡 50g	간장 200g
어린잎채소 5g	올리고당 150g
올리브오일 조금	다진 마늘 20g
	후춧가루 조금
	표고버섯 가루·당근 가루(선택) 0.1g씩

갈비 양념

간장조림 양념* 30g(1½큰술)

다진 파 5g(1작은술)

맛술 5g(1작은술)

참기름·통깨 조금씩

후춧가루 조금

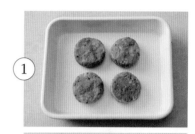

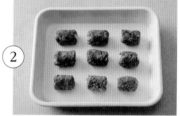

만들기

1 다진 쇠고기에 갈비 양념을 넣고 끈기가 생길 때까지 치대어 반죽
   해 동글납작하게 빚는다.

2 ①의 반죽에 떡볶이용 떡을 놓고 감싸 갈비 모양을 만든다.
   tip 기호에 따라 떡 대신 치즈를 넣어도 좋습니다.

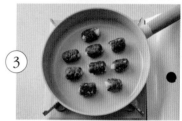

3 달군 팬에 올리브오일을 두르고 ②의 반죽을 올려 약한 불에서
   타지 않게 굽는다.

4 접시에 담고 어린잎채소를 곁들인다.

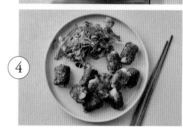

항암·항염증 효능이 있는 커큐민이 풍부한 강황 가루로 맛을 낸 두부 부침입니다. 두부는 필수아미노산, 필수지방산, 칼슘이 풍부하고, 항산화작용을 돕는 비타민 A·C, 토코페롤 등도 듬뿍 든 건강식품이에요. 식물단백질이 꽉 찬 두부에 강황의 노란색을 입혀 보기도 좋습니다.

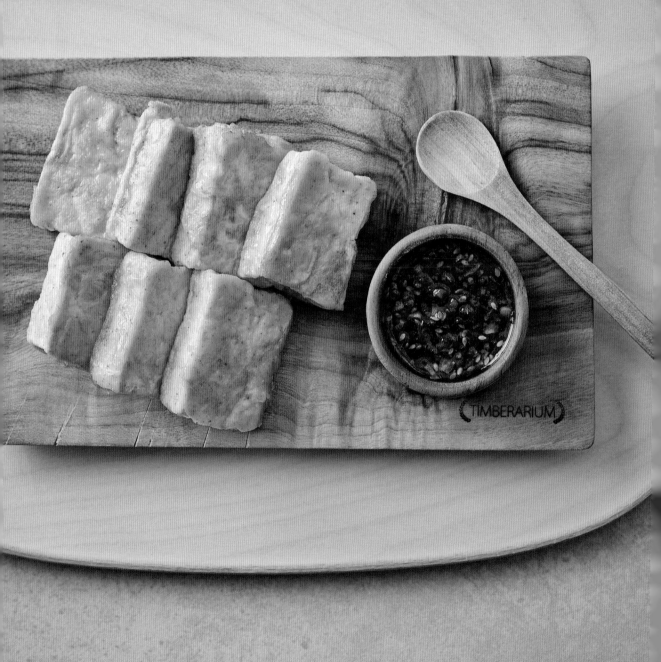

강황 두부부침

1인분 칼로리 283kcal / 단백질 23g

재료 _ 2인분

두부 150g
부침가루 20g(2큰술)
강황 가루 0.2g(1/4작은술)
달걀 50g(1개)
올리브오일 조금

양념장
간장 5g(1작은술)
고춧가루 2g(2/3작은술)
다진 파 5g(1작은술)
참기름 5g(1¼작은술)
통깨 조금

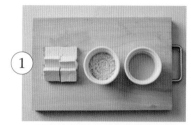

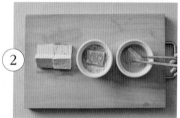

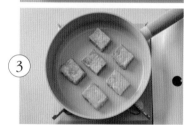

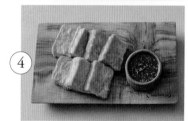

만들기

1 두부는 1.5cm 두께로 썬다. 부침가루와 강황 가루는 섞고, 달걀
   은 고루 푼다.

   tip 강황 가루가 없을 때는 카레 가루를 넣어도 맛있어요.

2 강황을 섞은 부침가루에 두부를 굴린 뒤 달걀옷을 입힌다.

3 달군 팬에 올리브오일을 두르고 달걀옷을 입힌 두부를 올려 앞
   뒤로 노릇노릇하게 굽는다.

4 양념장 재료를 섞어 곁들인다.

달걀의 노른자와 흰자를 분리한 뒤 흰자에 매생이를 섞어 돌돌 말았어요. 겉은 노랗고 속은 초록이라 빛깔도 예쁘고 먹음직스러워요. 단백질, 철분, 비타민이 들어있는 달걀과 칼슘, 식이섬유가 풍부한 매생이를 함께 조리했으니 영양 면에서도 두 말 할 필요 없겠죠?

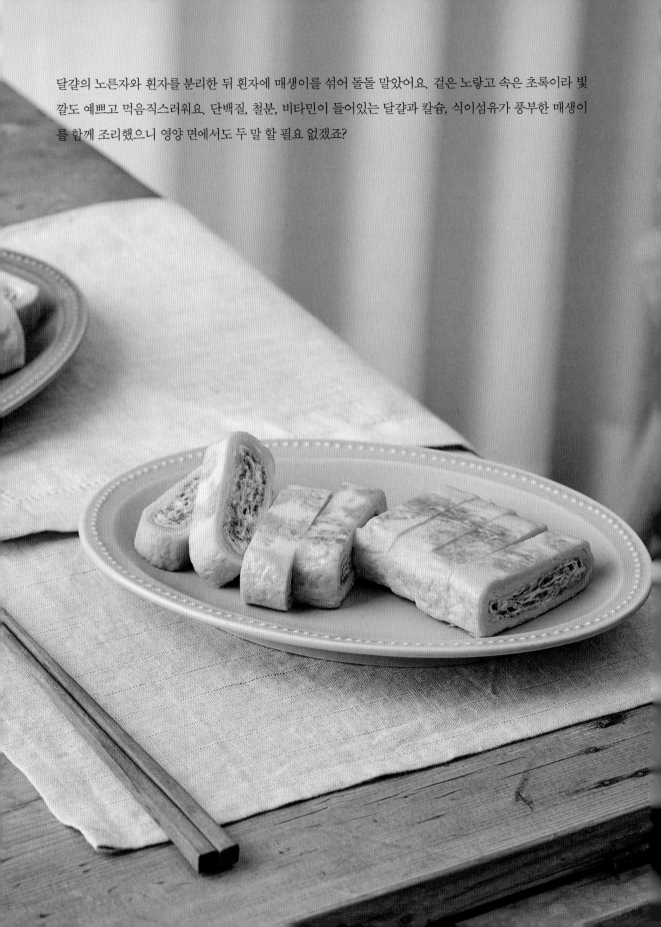

매생이 달걀말이

1인분 칼로리 217kcal / 단백질 18g

재료 _ 2인분

달걀 300g(6개)
매생이 40g
소금 조금
올리브오일 조금

만들기

1 매생이는 찬물에 담가 이물질을 골라낸 뒤 고운체로 건져 씻는다. 달걀은 흰자와 노른자를 분리해 곱게 풀어 소금으로 간한 뒤, 흰자에 매생이를 섞는다.

  tip 흰자가 노른자보다 양이 많아지므로 흰자를 조금 덜어 노른자와 섞어도 괜찮아요. 부침가루를 조금 넣고 섞으면 모양 잡기가 쉽습니다.

2 달군 팬에 올리브오일을 두르고 흰자를 먼저 부어 부쳐가며 돌돌 만다.

3 ②의 팬에 노른자를 부어 돌돌 말아가며 부친다.

4 불을 끄고 여열로 속까지 마저 익힌다.

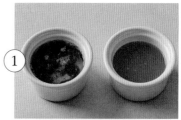

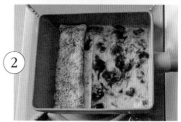

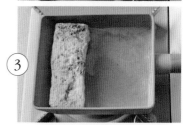

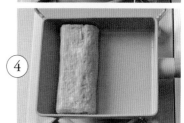

항암치료의 부작용으로 고기에서 이상한 냄새가 느껴져 고기반찬을 못 먹을 때는 고소한 전을 부쳐보세요. 달걀옷과 기름 냄새가 고기 특유의 맛과 냄새를 가려줍니다. 빠른 회복을 위해서는 단백질 공급원인 고기를 빼놓아서는 안 된다는 것, 항상 기억하세요.

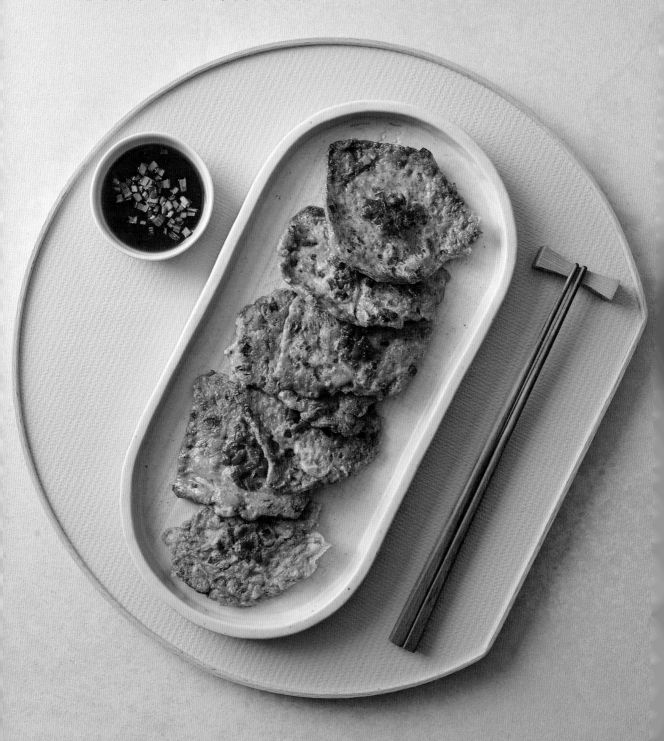

육전

1인분 칼로리 **309**kcal / 단백질 **27**g

재료 _ 2인분

쇠고기(육전용) 100g

부추 조금

붉은 고추 조금

달걀 50g(1개)

밀가루 30g

올리브오일 조금

쇠고기 밑간

녹차 소금* 조금

후춧가루 조금

* 녹차 소금(p.46 참조)

녹차 가루 5g

구운 소금 150g

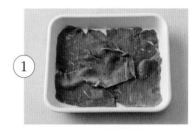

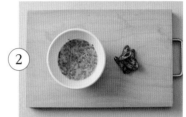

만들기

1 쇠고기는 얇고 동글게 썰어 종이타월로 핏물을 닦아낸 뒤, 녹차
   소금과 후춧가루로 밑간한다.

   tip 쇠고기는 살 때 육전용으로 썰어달라고 하세요. 육전용로는 홍두깨살이
   어울립니다. 쇠고기를 밑간할 때 일반 소금을 써도 되지만, 녹차 소금을 쓰면
   느끼함을 잡을 수 있어요.

2 달걀을 잘 푼 뒤 부추를 다져 넣고 섞는다. 붉은 고추는 다진다.

3 밑간한 쇠고기에 밀가루를 얇게 묻히고 달걀옷을 입혀 올리브오
   일을 두른 팬에 노릇하게 부친다.

4 육전이 익으면 다져놓은 붉은 고추를 올린다.

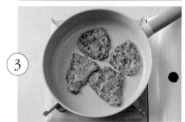

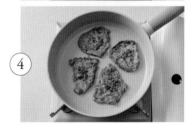

고기를 먹기가 어려운 사람들에게 추천하는 식물단백질 요리입니다. 두부의 물기를 꼭 짜서 다양한 채소와 반죽해 모양을 낸 요리로 든든한 단백질 지원군이지요. 당근, 양파, 표고버섯 외에 넣고 싶은 채소가 있다면 추가해도 좋습니다.

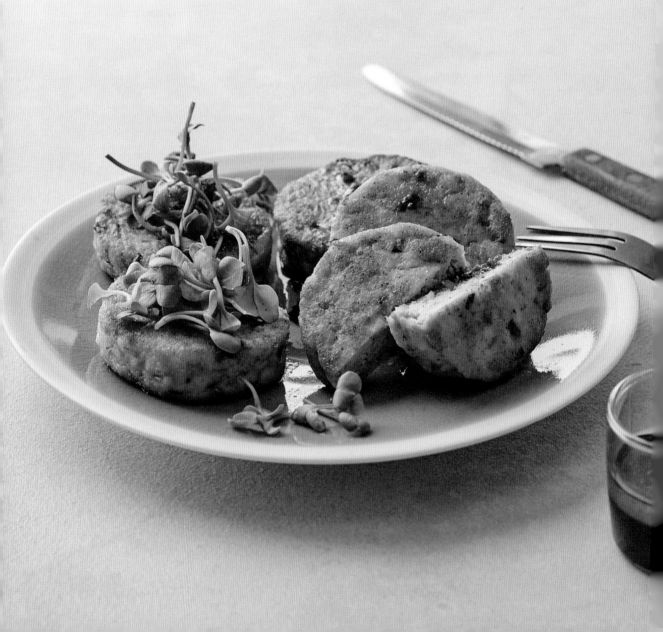

두부 스테이크

1인분 칼로리 396 kcal / 단백질 25g

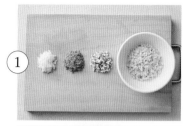

재료 _ 2인분

두부 300g

표고버섯 30g

당근·양파 20g씩

어린잎채소 적당량

달걀 100g(2개)

빵가루 20g

소금·후춧가루 조금씩

올리브오일 조금

스테이크 소스

발사믹 식초 30g(2큰술)

올리브오일 30g(2½큰술)

다진 마늘 6g(1작은술)

올리고당 10g(1/2큰술)

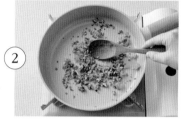

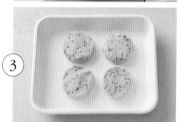

만들기

1 두부는 물기를 꼭 짜고, 표고버섯, 당근, 양파는 곱게 다진다.

2 다진 표고버섯, 당근, 양파를 약한 불에서 갈색이 날 때까지 충분히 볶는다.

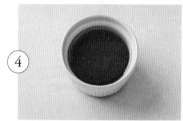

3 물기 짠 두부와 볶은 채소, 달걀, 빵가루, 소금, 후춧가루를 한데 담고 치대어 동그랗게 빚는다.

4 스테이크 소스 재료를 잘 섞는다.

5 달군 팬에 올리브오일을 두르고 ③의 반죽을 앞뒤로 노릇하게 굽는다.

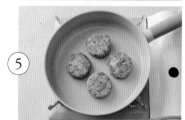

6 접시에 담고 어린잎채소를 올린 뒤 스테이크 소스를 뿌리거나 곁들인다.

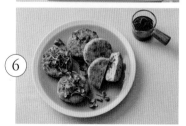

혼히 아는 달걀장조림과 다른, 촉촉한 달걀노른자가 매력인 반숙달걀장입니다. 반 자르면 노른자가 먹음직스럽게 흘러나와 곤드레밥과 같은 나물밥에 넣고 쓱쓱 비벼 먹기에 제격이에요. 고소하고 부드러운 풍미의 반찬으로 밥에 곁들여도, 비빔밥에 넣어도 잘 어울립니다.

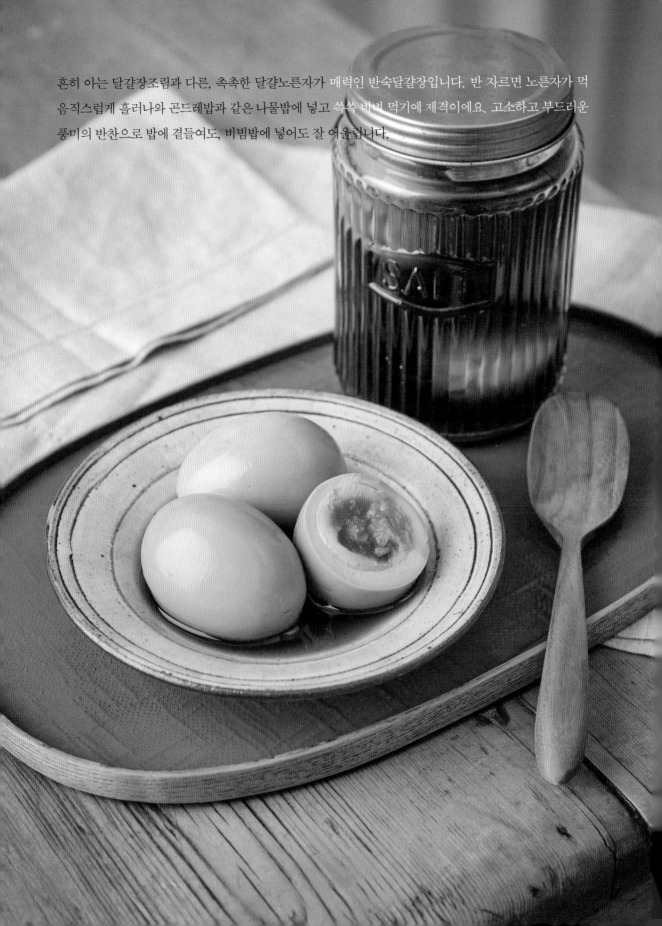

반숙달걀장

1인분 칼로리 **204**kcal / 단백질 **17**g

재료 _ 2인분

달걀 250g(5개)

소금 조금

조림 국물

간장조림 양념* 50g(2½큰술)

양파·대파·마늘 20g씩

채수* 150g

* 간장조림 양념(p.41 참조)

간장 200g

올리고당 150g

다진 마늘 20g

후춧가루 조금

표고버섯 가루·당근 가루(선택) 0.1g씩

* 채수(p.43 참조)

무 500g

양파 100g

대파 50g

다시마 35g

마른 표고버섯 5g

물 2L

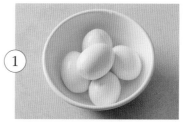

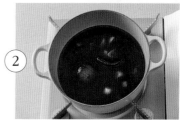

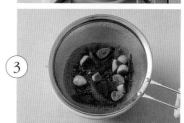

만들기

1 달걀은 반숙으로 삶아 껍데기를 벗긴다.

  tip 달걀을 끓는 물에 9분간 삶으면 반숙으로 알맞게 익힐 수 있어요.

2 간장조림 양념에 양파, 대파, 마늘, 채수를 넣어 보글보글 끓인다.

3 체에 밭쳐 건더기는 버리고 국물은 식힌다.

4 삶은 달걀에 식힌 조림 국물을 부어 하루 동안 냉장 보관한다.

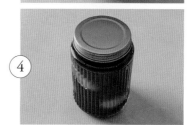

PART
2

한 끼에 두 가지씩! 채소 반찬

채소에 풍부한 비타민과 미네랄, 그리고 피토케미컬은 인체 내 항산화·항암작용에 큰 역할을 하는 영양소입니다. 또한 탄수화물, 단백질과 같은 주요 영양소들이 몸에 잘 흡수되도록 돕습니다. 식이섬유는 장내 노폐물을 배출하는 청소부 역할을 해 건강 유지는 물론 혈당 조절에 도움을 줍니다. 채소는 칼로리가 적어 하루 섭취량에 큰 제한이 없는 데다가 모두 현대인에게 부족하기 쉬운 영양소들이어서 부담 없이 넉넉하게 섭취해도 괜찮습니다.

채소를 먹을 때 이왕이면 빛깔별로 고루고루 선택하면 좋습니다. 색깔마다 성분이 조금씩 달라서 더 다양한 영양소를 섭취할 수 있습니다. 색색의 채소를 식탁에 올려 맛과 건강을 모두 챙기세요.

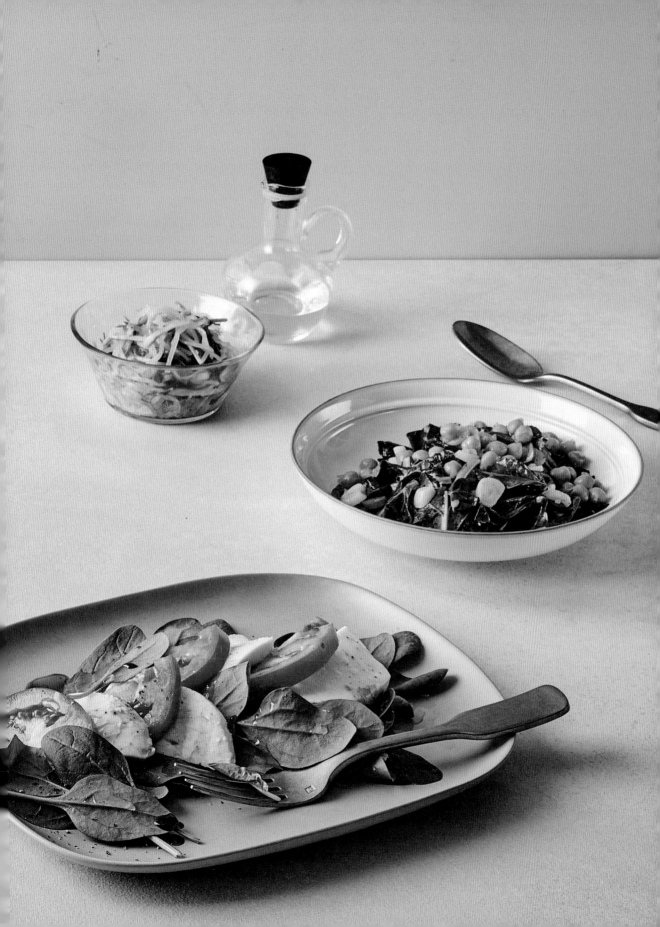

방풍나물은 초고추장에 무치면 입맛 당기는 대표적인 나물이에요. 풍을 예방한다고 해서 방풍이라 부르는데, 원래 이름은 갯기름나물입니다. 예부터 약재로 써왔는데, 최근에는 황사와 미세먼지를 씻어내고 중금속을 해독해준다고 해서 더 인기지요. 나물의 향을 내는 쿠마린 성분은 암세포를 억제하는 효능이 있어 주목받고 있습니다.

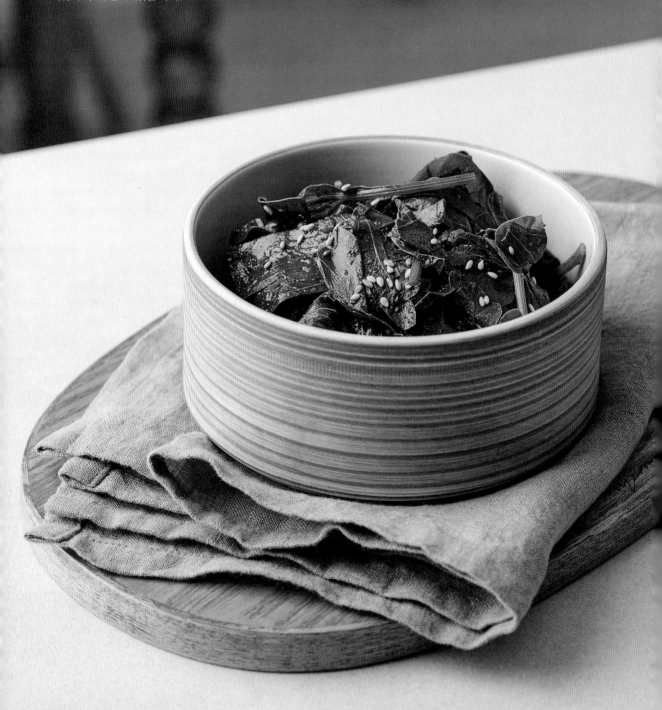

방풍나물 초무침

1인분 칼로리 **81**kcal / 단백질 **3**g

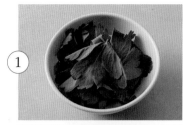

재료 _ 2인분

방풍나물 140g
초고추장* 40g(2큰술)
참기름·통깨 조금씩

* 초고추장(p.42 참조)
고추장 100g
올리고당 70g
식초 35g

간 사과·간 배 30g씩
다진 마늘 25g
고운 고춧가루 8g(1큰술)
레몬즙 4g
통깨 조금

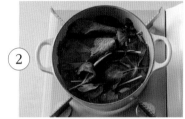

만들기

1 방풍나물은 지저분한 잎과 굵은 줄기를 떼어내고 3번 정도 씻
는다.

2 끓는 물에 소금을 1작은술 넣고 방풍나물을 2분간 데친다.

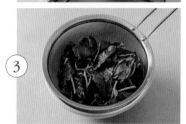

3 데친 나물은 얼른 찬물에 헹궈 체에 밭친다.

4 방풍나물의 물기를 적당히 짠 뒤 한입 크기로 썬다.

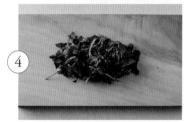

5 초고추장 재료를 잘 섞는다.

6 방풍나물을 초고추장으로 살살 버무리고 참기름을 넣어 한 번
더 무친 뒤 통깨를 뿌린다.

tip 씀바귀나 냉이, 미나리도 초고추장에 무치면 맛있어요.

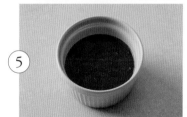

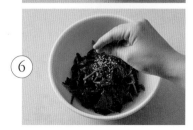

〈타임〉지가 항암식품으로 선정한 브로콜리와 마늘을 함께 볶았어요. 항산화 영양소인 베타카로틴의 흡수를 높이려면 브로콜리를 기름에 볶는 게 좋습니다. 마늘의 단맛을 끌어낼 수 있도록 기름에 마늘을 충분히 볶은 뒤 브로콜리를 넣으세요.

브로콜리 마늘볶음 ——————————

1인분 칼로리 **80**kcal / 단백질 **9**g

재료 _ 2인분

브로콜리 200g
마늘 20g
올리브오일 20g(1⅓큰술)
소금 조금
후춧가루 조금

만들기

1 브로콜리는 한입 크기로 썰어 끓는 물에 소금을 넣고 1분간 데친
   다. 마늘은 저민다.

2 달군 팬에 올리브오일을 두르고 마늘을 앞뒤로 노릇노릇하게 익
   힌다.

3 마늘이 익으면 브로콜리를 넣고 소금, 후춧가루를 뿌려 살짝 볶
   는다.

4 브로콜리에 기름이 고루 배면 그릇에 담는다.

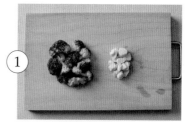

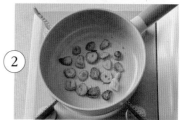

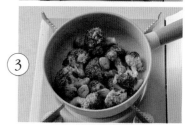

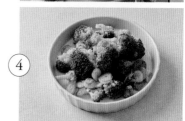

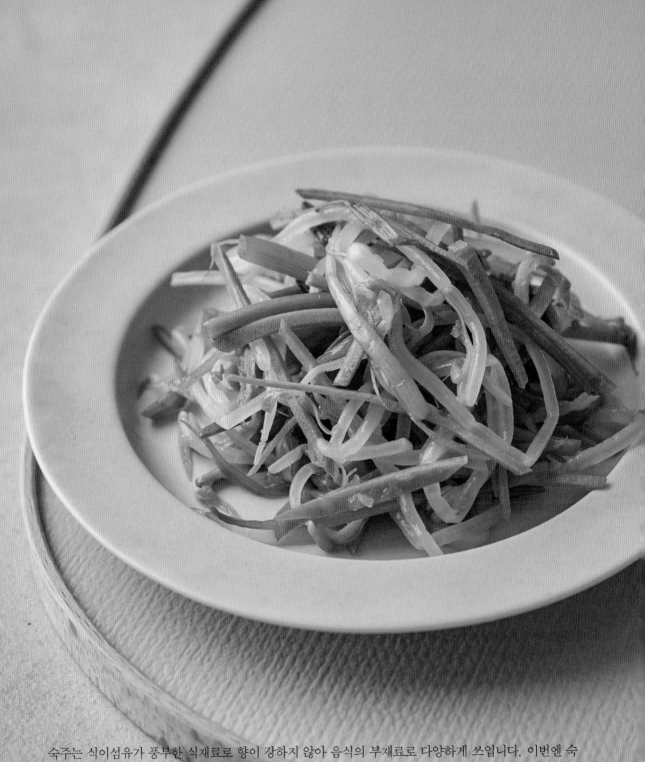

숙주는 식이섬유가 풍부한 식재료로 향이 강하지 않아 음식의 부재료로 다양하게 쓰입니다. 이번엔 숙주를 주인공으로, 미나리를 조연으로 해서 나물을 무쳐보았어요. 숙주의 아삭함과 미나리의 은은한 향이 잘 어우러지는 맛깔스런 채소 반찬이 탄생했습니다.

숙주 미나리나물

1인분 칼로리 **17**kcal / 단백질 **2**g

재료 _ 2인분

숙주 100g
미나리 40g
당근 20g
다진 마늘 4g(2/3작은술)
소금 조금
참기름·통깨 조금씩

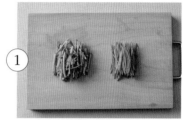

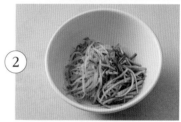

만들기

1 미나리는 누런 잎을 떼고 다듬어 씻어 한입 크기로 썬다. 당근은
   채 썬다.

2 끓는 물에 소금을 조금 넣고 숙주와 미나리를 살짝 데친 뒤 얼른
   찬물에 헹궈 물기를 짠다

3 숙주와 미나리, 당근을 한데 담고 다진 마늘, 소금, 참기름, 통깨
   를 넣어 무친다.

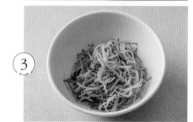

베타카로틴이 풍부한 당근은 주로 부재료로 사용되어 조금씩 먹게 되는 점이 아쉽습니다. 당근이 주재료인 당근 라페를 소개합니다. 당근 라페는 기름을 사용해 지용성 영양소의 흡수율이 높은 서양식 당근 장아찌로 저장도 가능합니다. 피클 대신 먹어도 좋고, 샌드위치에 넣어도 잘 어울립니다.

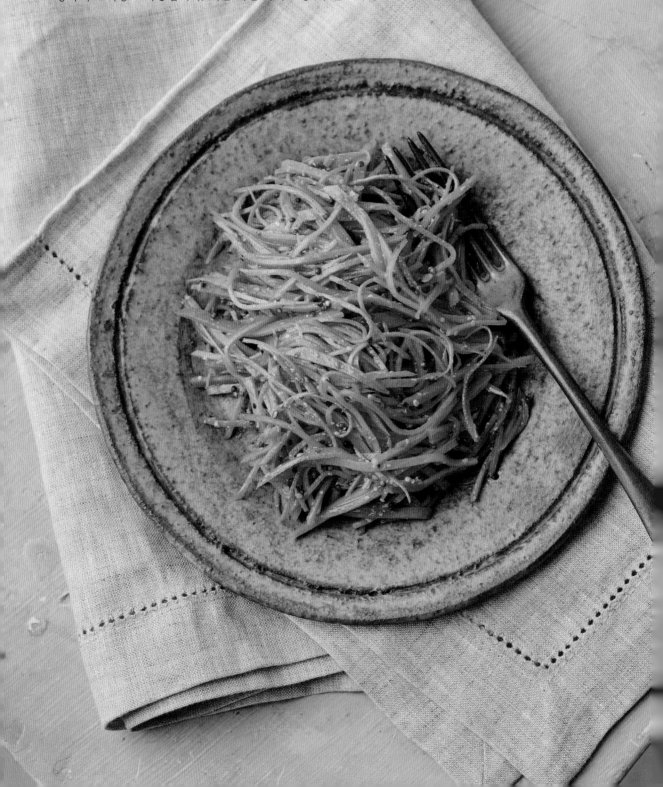

당근 라페

1인분 칼로리 **97**kcal / 단백질 **1**g

재료 _ 2인분

당근 100g

소스
홀그레인 머스터드 10g(2/3큰술)
레몬즙 10g(2작은술)
올리브오일 30g(2½큰술)
후춧가루 조금
파슬리 가루 조금

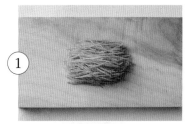

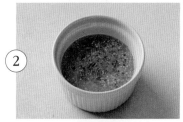

만들기

1 당근은 먹기 좋은 길이로 채 썬다.

2 홀그레인 머스터드, 레몬즙, 올리브오일, 후춧가루, 파슬리 가루
   를 살 섞어 소스를 만든다.

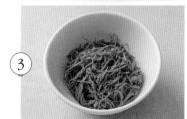

3 채 썬 당근에 소스를 넣어 고루 버무린다.

   tip 당근 외에 비트, 양배추 등 다른 채소로도 만들어보세요. 반찬으로, 샌드위
   치 소로 두루두루 활용할 수 있습니다.

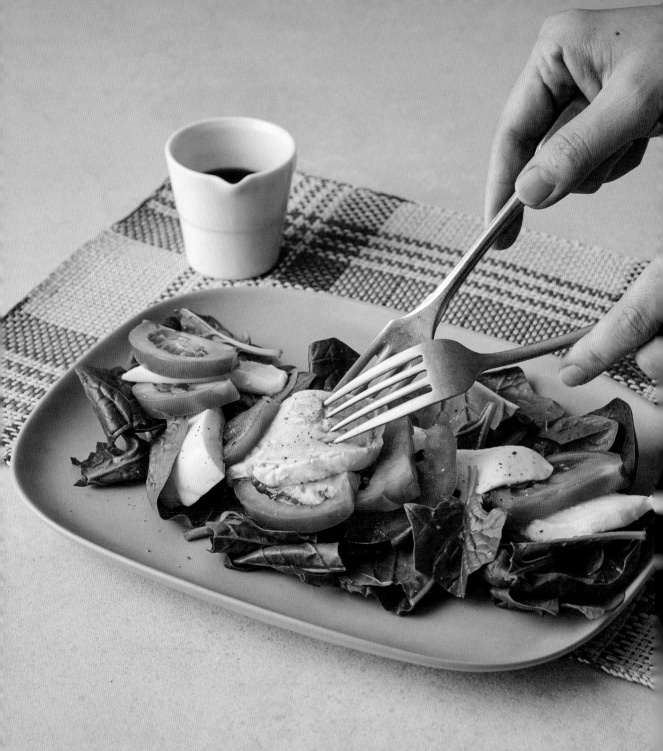

철분과 엽산이 풍부한 시금치를 지금까지 나물로만 먹었다면, 이번에는 열을 가하지 않아 시금치의 영양소를 온전히 섭취할 수 있는 샐러드에 도전해보세요. 생모차렐라치즈를 곁들여 샐러드에 부족할 수 있는 단백질까지 채운 든든한 샐러드입니다.

시금치 카프레제 ——————————

1인분 칼로리 **164**kcal / 단백질 **13**g

재료 _ 2인분

시금치 100g
토마토 200g
생모차렐라치즈 120g
발사믹 식초 30g(2큰술)

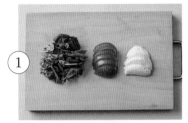

만들기

1 시금치는 누런 잎을 떼고 다듬어 한입 크기로 썬다. 토마토와 모
  차렐라치즈는 반달 모양으로 얇게 썬다.

2 접시에 시금치를 깔고 토마토와 모차렐라치즈를 번갈아 놓는다.
  tip 양상추, 어린잎채소, 바질, 루콜라 등이 있으면 함께 넣어도 좋아요.

3 먹기 직전에 발사믹 식초를 고루 뿌린다.

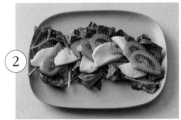

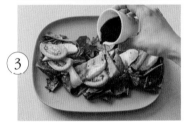

일반 무보다 달고 아삭아삭한 순무는 글루코시놀레이트, 트립토판, 리신 등의 항암물질을 듬뿍 함유한 식품입니다. 주로 김치를 담가 먹는데, 좀 더 간편하게 자주 즐기고 싶다면 생채를 해보세요. 소금을 조금 넣고 살짝 절여 만들면 염도는 낮으면서 상큼합니다.

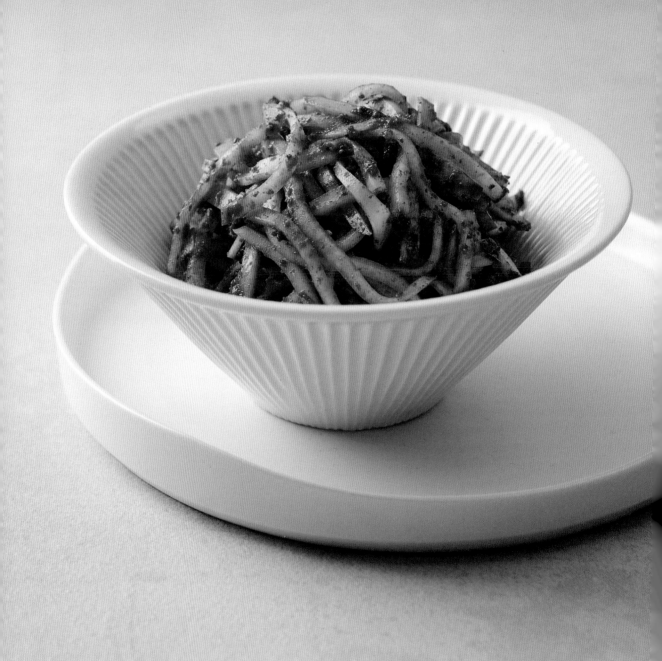

순무생채

1인분 칼로리 50 kcal / 단백질 2 g

재료 _ 2인분

순무 200g

소금(절임용) 조금

생채 양념

고춧가루 10g(1¼큰술)

나트비아 4g(1작은술)

다진 마늘 4g(2/3작은술)

새우젓 조금

깨소금 조금

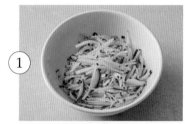

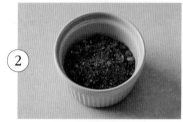

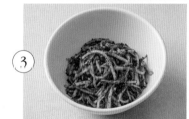

만들기

1 순무는 깨끗이 씻어 채 썬 뒤 소금을 뿌려 절인다.

2 고춧가루, 나트비아, 다진 마늘, 새우젓, 깨소금을 잘 섞어 생채 양념을 만든다.

3 채 썬 순무에 생채 양념을 넣어 고춧가루 빛깔이 고루 배도록 버무린다.

깻잎에 풍부한 칼슘과 마그네슘은 뼈 건강에 도움을 주는 영양소입니다. 깻잎은 특유의 향이 매력적인 채소로 그 향을 즐기는 사람에게는 깻잎생채만 한 반찬이 없습니다. 넉넉히 만들어 냉장고에 두면 언제든 꺼내 먹을 수 있는 든든한 밑반찬이 되어줄 거예요.

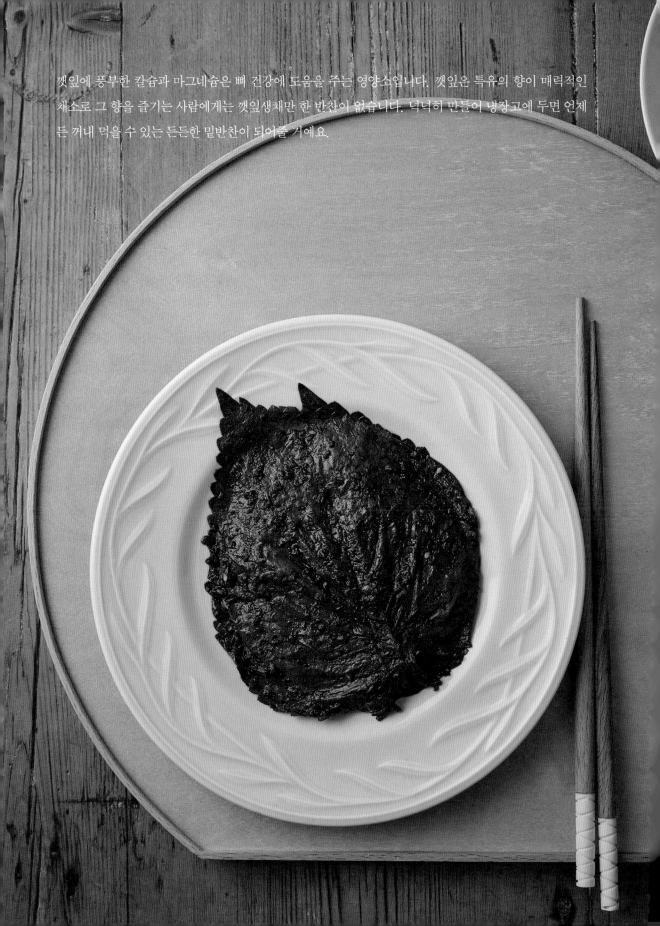

깻잎생채

1인분 칼로리 27kcal / 단백질 2g

재료 _ 2인분

깻잎 20g(20장)

생채 양념

간장 15g(2½작은술)

고춧가루 5g(2/3큰술)

다진 마늘 5g(1작은술)

통깨 조금

만들기

1 간장, 고춧가루, 다진 마늘, 통깨를 잘 섞어 생채 양념을 만든다.

2 깻잎은 한 잎 한 잎 깨끗이 씻어 물기를 뺀다.

3 반찬 통에 깻잎을 깔고 생채 양념을 조금 얹은 뒤 깻잎을 올린다.
   이 과정을 반복해 깻잎과 양념을 켜켜이 담는다.

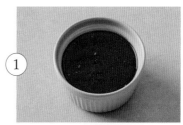

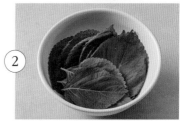

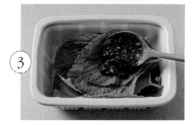

고사리는 면역력 증진에 도움을 줄 뿐 아니라 식이섬유, 칼륨이 함유되어있어 혈관 건강에도 좋은 식품입니다. 들깨는 항암, 당뇨병 예방, 혈관 건강 등에 효과 있는 식품으로 주목받고 있습니다. 삶은 고사리에 들깨를 듬뿍 넣어 고소함을 더한 고사리 들깨나물로 건강을 지키세요.

고사리 들깨나물

1인분 칼로리 31kcal / 단백질 3g

재료 _ 2인분

삶은 고사리 140g
들깻가루 10g(1¼큰술)
들기름 4g(1작은술)
채수* 200g

나물 밑간
간장 7g(1/2큰술)
다진 파 5g(1작은술)
다진 마늘 5g(1작은술)

*채수(p.43 참조)
무 500g
양파 100g
대파 50g
다시마 35g
마른 표고버섯 5g
물 2L

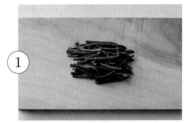

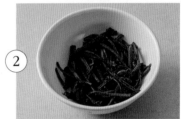

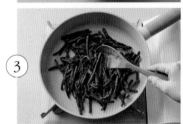

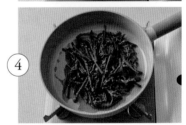

만들기

1 부드럽게 삶은 고사리를 먹기 좋게 썬다.

2 삶은 고사리에 간장, 다진 파, 다진 마늘을 넣고 무쳐 밑간한다.

3 달군 팬에 들기름을 두르고 밑간한 고사리를 볶는다.

4 어느 정도 볶아지면 들깻가루와 채수를 넣고 국물이 자작해질
   때까지 끓인다.

   tip 채수 대신 쇠고기 육수(p.44 참조)를 써도 어울립니다.

죽순의 아삭함과 함께 통들깨가 입 안에서 톡톡 터지면서 퍼지는 고소함이 매력인 반찬이에요. 봄이 제철인 죽순은 봄의 영양을 듬뿍 담은 채소로, 에너지 대사에 관여하는 비타민 B군이 들어있어 피로 해소에 도움을 줍니다. 항암식품으로 주목받는 들깨에는 건강한 세포를 잘 지켜 암세포로 변질되는 것을 억제하는 알파리놀렌산이 풍부합니다.

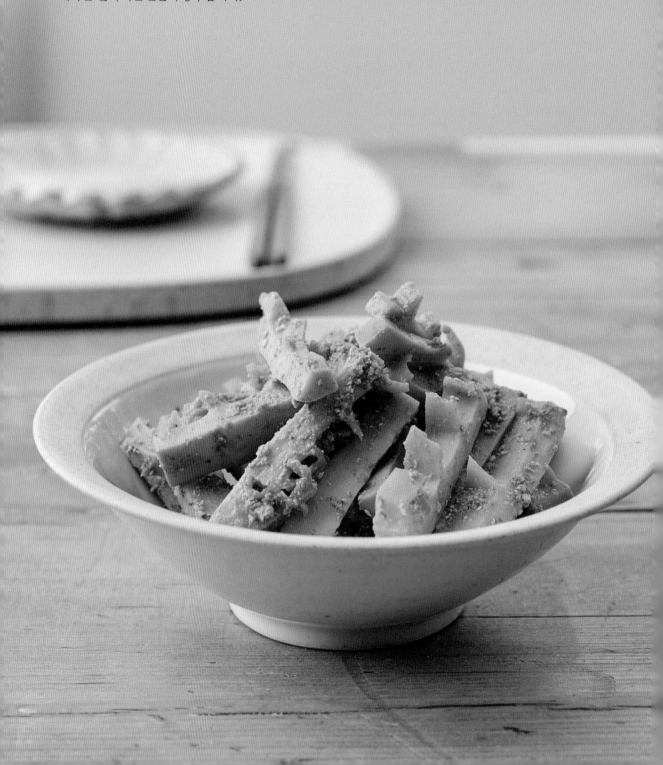

죽순 들깨볶음

1인분 칼로리 **33**kcal / 단백질 **4**g

재료 _ 2인분

데친 죽순 100g   * 채수(p.43 참조)
들깻가루 5g(2/3큰술)   무 500g
간장 10g(1⅓작은술)   양파 100g
다진 파 5g(1작은술)   대파 50g
다진 마늘 5g(1작은술)   다시마 35g
들기름 2g(1/2작은술)   마른 표고버섯 5g
채수* 100g   물 2L

만들기

1 죽순은 빗살무늬를 살려 먹기 좋은 길이로 납작하게 썬다.

2 달군 팬에 들기름을 두르고 죽순을 넣은 뒤 간장, 다진 파, 다진 마늘을 넣어 볶는다.

3 기름이 고루 돌면 들깻가루와 채수를 넣어 조리듯이 끓인다.
   tip 채수 대신 멸치 육수(p.43 참조)나 북어 육수(p.44 참조)를 넣어도 잘 어울려요.

4 국물이 반으로 졸아들면 들기름을 넣어 버무린다.

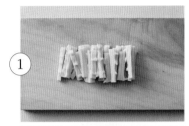

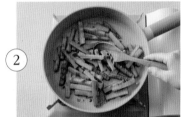

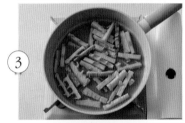

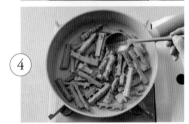

쌉싸름한 도토리묵은 밥과 비슷한 영양소를 가진 탄수화물 식품으로 참나물과 함께 먹으면 에너지 보충도 되고, 식이섬유도 챙길 수 있습니다. 두 식품 모두 암 예방에 효과가 있어 최고의 항암 반찬이라 할 수 있습니다.

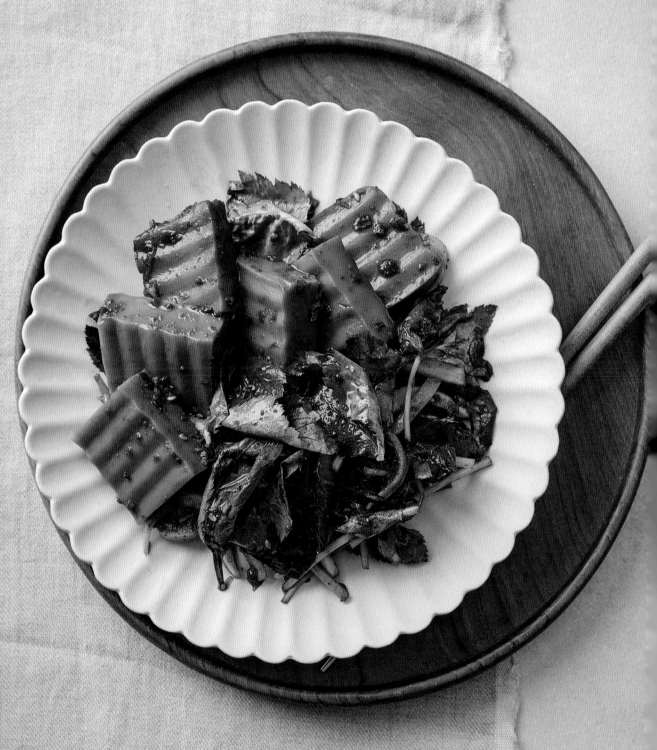

도토리묵 참나물무침

1인분 칼로리 75kcal / 단백질 3g

재료 _ 2인분

도토리묵 140g

참나물 80g

양파 100g

다진 파 5g(1작은술)

다진 마늘 5g(1작은술)

참기름·통깨 조금씩

무침 양념

간장 20g(3⅓작은술)

고춧가루 6g(2작은술)

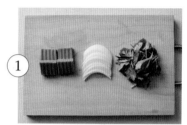

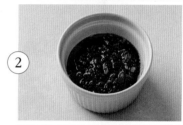

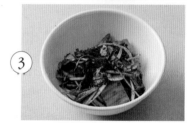

만들기

1 도토리묵은 1cm 두께로 네모지게 썰고, 양파와 참나물은 한입 크기로 썬다.

2 무침 양념 재료를 잘 섞는다.

   tip 입 안이 건조일 때는 식초 몇 빙울로 싱큼힘을 디헤보세요. 침샘을 지극해 식사에 도움이 됩니다.

3 참나물과 도토리묵을 한데 담아 무침 양념으로 살살 버무린다.

연꽃의 씨앗인 연자육은 탄수화물로 구성되어있고 필수아미노산이 풍부해 에너지 보충에 도움이 되는 식품입니다. 맛이 생밤이나 땅콩과 비슷해서 먹기도 좋아요. 고소한 연자육을 달콤한 대추와 함께 조려 보세요. 남녀노소 먹기 좋은 건강 밑반찬이 됩니다.

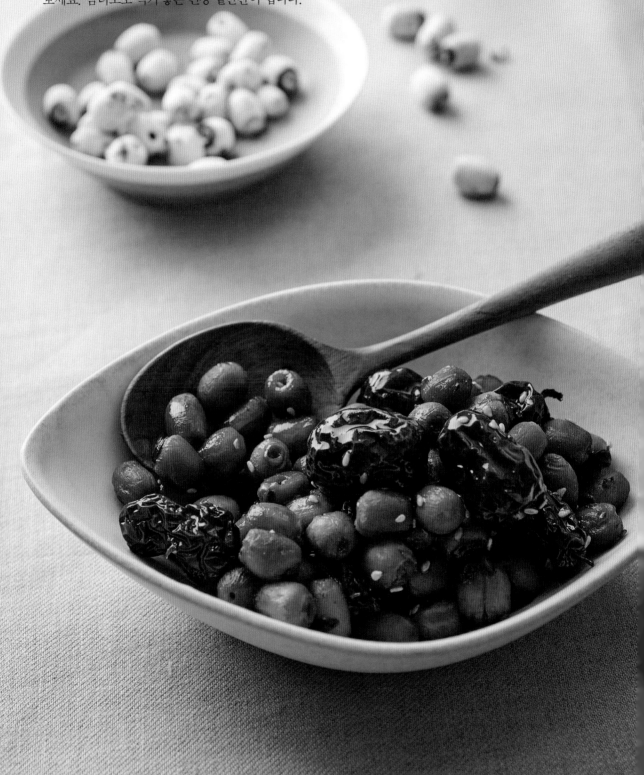

연자육 대추조림

1인분 칼로리 97kcal / 단백질 4g

재료 _ 2인분

연자육 100g

마른 대추 10g

조림 국물

간장 10g(1⅓작은술)

올리고당 8g(1/3큰술)

참기름 3g(1/4큰술)

통깨 조금

채수* 100g

* 채수(p.43 참조)

무 500g

양파 100g

대파 50g

다시마 35g

마른 표고버섯 5g

물 2L

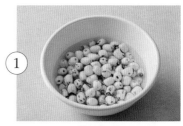

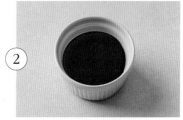

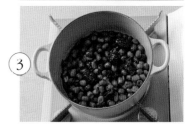

만들기

1 말린 연자육을 깨끗하게 씻어 물에 1시간 정도 충분히 불린다.

2 조림 국물 재료를 살 섞는다.

3 냄비에 불린 연자육, 마른 대추를 넣고 조림 국물을 고루 끼얹어
   가며 국물이 절반으로 졸아들 때까지 조린다.

당귀는 은은한 한약재 향이 나는 채소로 철분, 엽산 등 혈액 생성에 도움을 주는 성분이 풍부해 빈혈에 효과적입니다. 당귀로 겉절이를 만들어보세요. 생으로 무치면 당귀에 풍부한 비타민 C의 손실을 줄일 수 있고, 참기름은 지용성비타민의 흡수율을 높여줍니다.

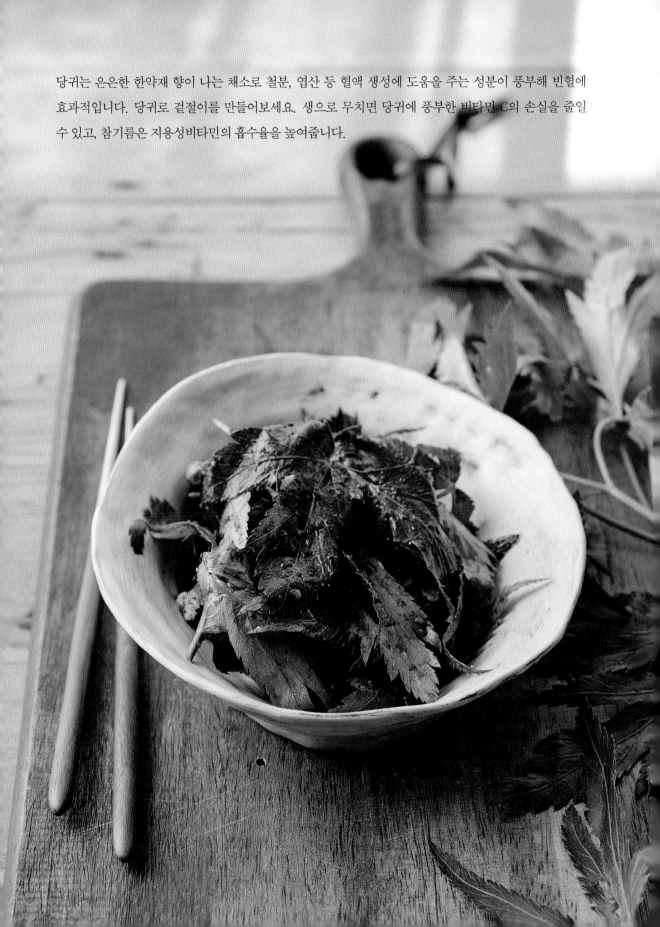

당귀겉절이

1인분 칼로리 66kcal / 단백질 3g

재료 _ 2인분

당귀 70g

무침 양념

초무침 양념* 7g(1/3큰술)

고춧가루 2g(2/3작은술)

통깨 조금

* 초무침 양념(p.41 참조)

양조식초 100g

올리고당 60g

다진 마늘 50g

소금 20g

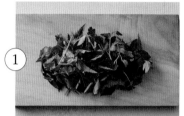

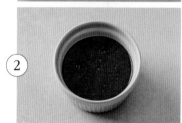

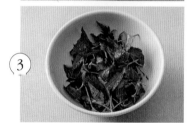

만들기

1 당귀는 누런 잎을 떼고 다듬어 씻어 한입 크기로 썬다.

2 무침 양념 재료를 잘 섞는다.

3 당귀에 무침 양념을 넣어 살살 버무린다.

사포닌이 풍부해 건강에 좋은 도라지와 항산화성분이 들어있어 항암 효과가 있는 오이를 새콤달콤하게 무친 건강 반찬이에요. 맛은 물론 아삭아삭 씹는 맛도 좋아 따뜻한 밥에 올려 먹으면 없던 입맛도 살아 납니다.

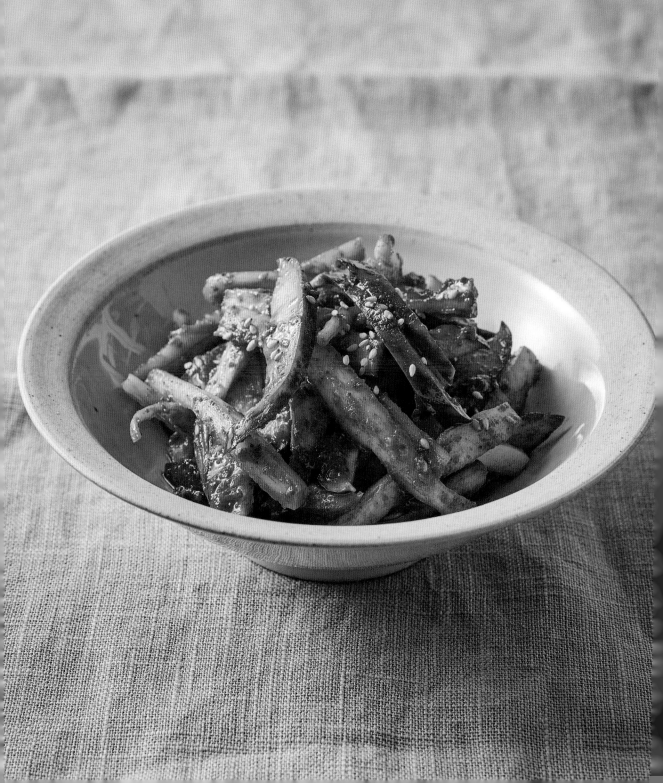

오이 도라지생채 ―――――――

1인분 칼로리 72kcal / 단백질 2g

재료 _ 2인분

오이 100g
도라지 60g
소금(절임용) 조금

무침 양념

초무침 양념* 14g(3/4큰술)
고춧가루 4g(1/2큰술)
통깨 조금

* 초무침 양념(p.41 참조)
양조식초 100g
다진 마늘 50g
올리고당 60g
소금 20g

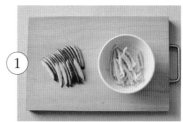

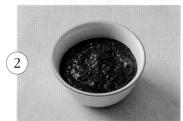

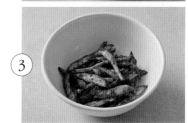

만들기

1 오이는 반 갈라 얇게 어슷어슷 썬다. 도라지는 한입 크기로 썰어
   소금을 뿌리고 살짝 버무린다.

2 무침 양념 재료를 잘 섞는다.

3 오이와 도라지를 한데 담아 무침 양념으로 고루 버무린다.

   tip 3~4월에는 제철 달래를 함께 넣고 무치면 향이 더 좋아요.

쌉싸름하면서 아릿한 향기를 지닌 취나물은 봄철 입맛을 살리는 대표 나물이에요. 뼈 건강에 도움을 주는 비타민 K를 비롯해 필수아미노산, 단백질 등이 풍부해 밥상을 통해 봄의 에너지를 듬뿍 흡수할 수 있습니다. 강한 맛의 양념보다는 소금, 참기름에 조물조물 무쳐 본래의 맛과 향을 살려야 더 맛있습니다.

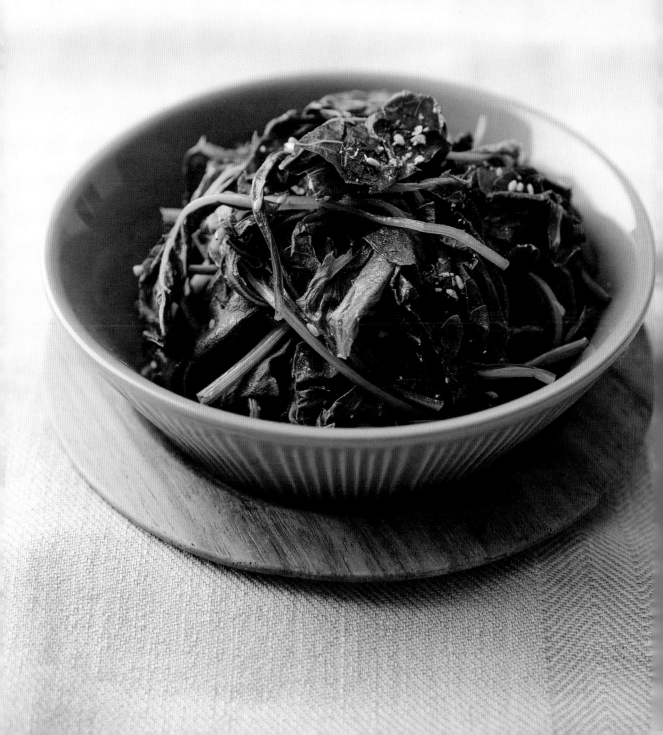

취나물무침

1인분 칼로리 32kcal / 단백질 2g

재료 _ 2인분

취나물 70g

다진 마늘 6g(1작은술)

소금 조금

참기름·깨소금 조금씩

만들기

1 취나물은 지저분한 부분을 떼고 다듬어 한입 크기로 썬다.

2 끓는 물에 취나물을 넣고 숨이 죽을 때까지 2분 정도 데친 뒤 찬
   물에 헹궈 물기를 뺀다.

3 물기 짠 취나물에 다진 마늘, 소금, 참기름, 깨소금을 넣어 무친다.

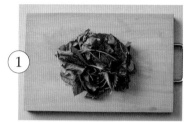

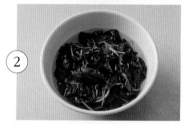

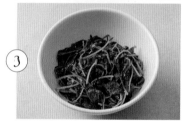

수분이 많은 무와 단백질이 풍부한 쇠고기를 함께 조리한 부드럽고 담백한 반찬으로 소화가 잘됩니다. 무는 여러 효능이 있지만 특히 전분을 소화하는 아밀라아제가 들어있어 소화제 역할을 하는 것으로 유명해요. 항암에 좋은 성분도 많아서 리그닌은 암세포 억제에 도움을 주고, 매운맛 성분인 아이소사이오사이아네이트는 암세포를 유발하는 바이러스를 제거하는 데 효과적입니다.

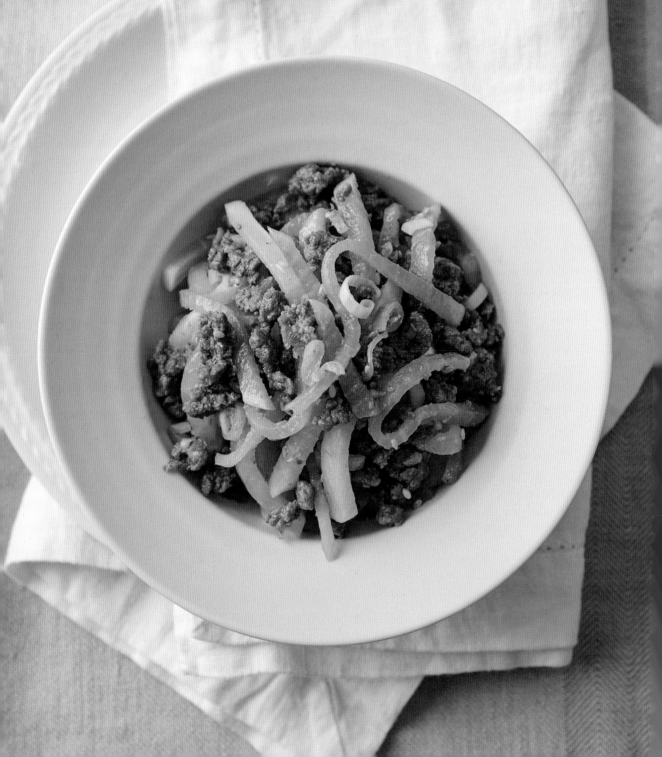

쇠고기 무나물

1인분 칼로리 **69**kcal / 단백질 **5**g

재료 _ 2인분

무 140g

다진 쇠고기 40g

다진 파 조금

소금 조금

참기름·깨소금 조금씩

쇠고기 밑간

간장 4g(2/3작은술)

다진 마늘 조금

후춧가루 조금

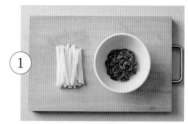

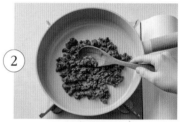

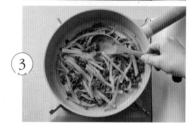

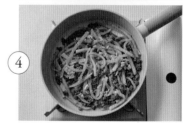

만들기

1 무는 채 썰고, 다진 쇠고기는 간장, 다진 마늘, 후춧가루로 밑간 한다.

2 달군 팬에 밑간한 쇠고기를 볶는다.

3 쇠고기가 절반 정도 익으면 무채를 넣고 투명해질 때까지 볶는다.

4 다진 파, 소금, 참기름, 깨소금을 넣고 살살 뒤적여가며 마저 볶 는다.

비타민 A가 풍부한 쑥갓은 항산화 효능이 있으며 눈 건강에 좋은 식품입니다. 하지만 향이 강해서 냄새에 민감한 환자라면 먹기 힘들어할 수도 있습니다. 이런 경우에는 으깬 두부를 넣고 무쳐보세요. 향이 한결 은은해질 뿐 아니라 단백질과 칼슘이 더해져 영양 면에서도 더 든든합니다.

쑥갓 두부무침

1인분 칼로리 71kcal / 단백질 7g

재료 _ 2인분

쑥갓 140g
두부 80g
간장 14g(2⅓작은술)
다진 마늘 5g(1작은술)
참기름·통깨 조금씩

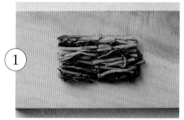

만들기

1 쑥갓은 누런 잎을 떼고 다듬어 끓는 물에 20초 정도 데친 뒤, 물
기를 짜고 한입 크기로 썬다.

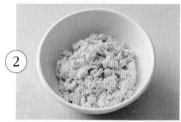

   tip 끓는 물에 소금을 넣고 쑥갓을 데치면 파란색이 선명해져요. 쑥갓 대신 시
   금치나 톳으로 만들어도 맛있으니 제철 채소나 해조류를 활용해 다양하게 즐
   기세요.

2 두부는 끓는 물에 데친 뒤, 면포에 꼭 짜서 물기를 뺀다.

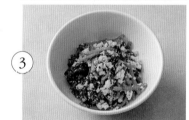

3 데친 쑥갓과 으깬 두부를 한데 담고 간장, 다진 마늘, 참기름, 통
깨를 넣어 버무린다.

애호박은 나트륨을 배출하는 칼륨과 항산화작용을 하는 베타카로틴이 풍부한 채소예요. 새우젓과 궁합
이 좋아서 주로 볶을 때 새우젓으로 간을 맞추지만, 생새우와 함께 볶아도 잘 어울립니다. 풍미와 영양
이 더 우수할 뿐 아니라 새우젓보다 염분이 적어 건강에도 더 좋습니다.

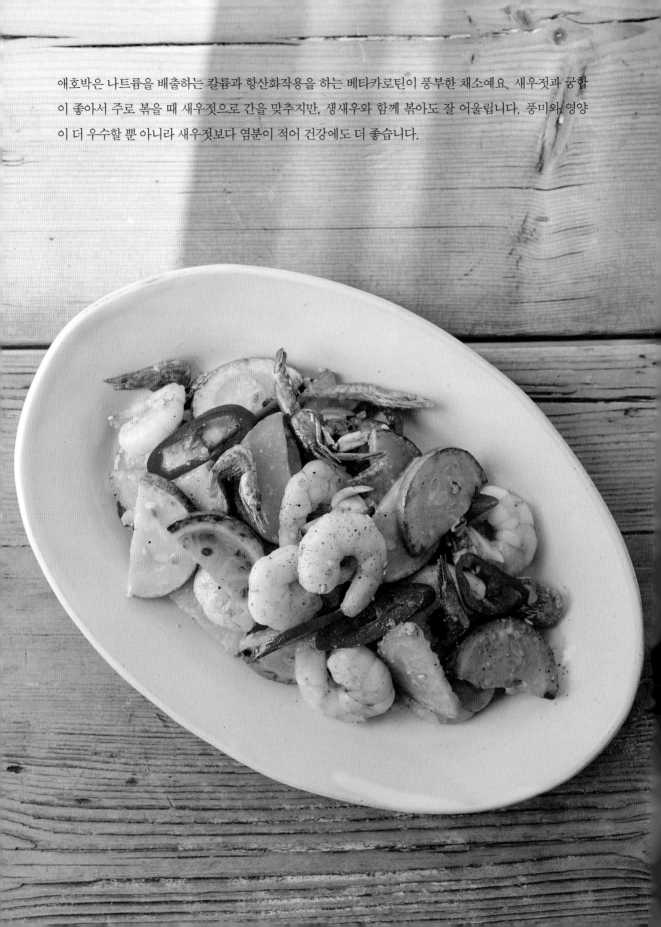

애호박 생새우볶음

1인분 칼로리 **84**kcal / 단백질 **9**g

재료 _ 2인분

애호박 140g

새우살 80g

붉은 고추 조금

다진 마늘 10g(1⅔작은술)

소금 조금

참기름·깨소금 조금씩

올리브오일 조금

새우 밑간

맛술 2큰술

후춧가루 조금

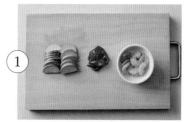

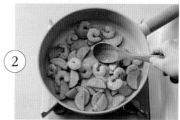

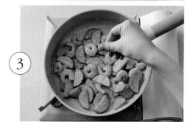

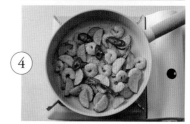

만들기

1 애호박은 길이로 반 갈라 0.5cm 두께로 반달썰기하고, 붉은 고추
   는 어슷하게 썬다. 새우살은 맛술과 후춧가루를 뿌려 밑간한다.

2 달군 팬에 올리브오일을 두르고 애호박, 다진 마늘, 소금을 넣어
   볶다가 밑간한 새우살을 넣는다.

   tip 생새우 대신 조갯살이나 마른 새우 등을 넣어도 맛있습니다.

3 새우가 익으면 참기름, 깨소금을 넣어 고루 섞는다.

4 마지막으로 붉은 고추를 넣고 조금 더 볶는다.

우리나라 전통 장류가 건강에 좋은 발효 음식인 것을 알면서도 염분 때문에 꺼려질 때는 두부를 이용해 염도를 낮춰보세요. 두부를 넣어 쌈장을 만들면 덤으로 단백질이 더 풍부해지는 효과도 있습니다. 곁들이는 쌈채소는 무엇이든 좋은데, 속이 쓰린 느낌이 있는 사람에게는 위 점막을 보호하는 비타민 U가 듬뿍 든 양배추를 추천합니다.

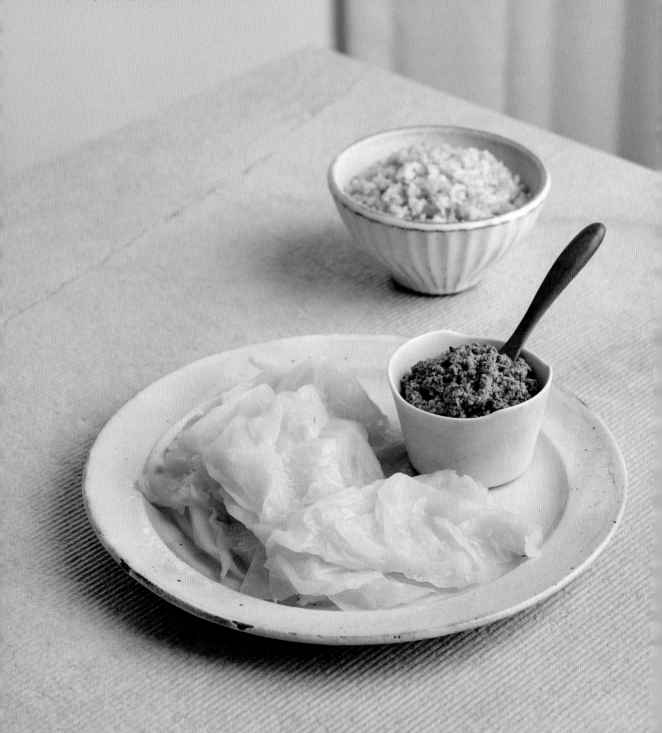

두부쌈장과 양배추쌈

1인분 칼로리 **95**kcal / 단백질 **7**g

재료 _ 2인분

양배추 100g

두부쌈장

두부 100g

된장무침 양념* 40g(2큰술)

깨소금 3g(1작은술)

* 된장무침 양념(p.42 참조)

된장 60g

고추장 15g

표고버섯·양파 15g씩

대파·마늘 10g씩

청양고추 3g

나트비아·참기름 3g씩

물 80mL

멸치 가루·새우 가루·홍합살 가루·표고 버섯 가루(선택) 0.1g씩

만들기

1 김 오른 찜기에 양배추를 넣고 투명해질 때까지 찐다.

2 끓는 물에 두부를 데친 뒤 면포에 싸서 물기를 뺀다.

3 물기 뺀 두부에 된장무침 양념, 깨소금을 넣어 잘 섞는다.

4 찐 양배추를 접시에 담고 ③의 두부쌈장을 곁들인다.

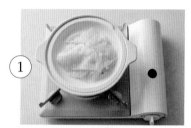

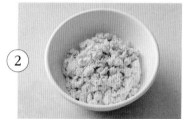

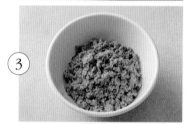

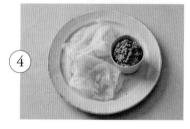

〈타임〉지가 선정한 슈퍼 푸드로 알려지면서 주목받은 병아리콩과 베타카로틴이 풍부한 케일이 조화를 이루는 반찬이에요. 기름을 두르고 볶아내어 베타카로틴의 체내 흡수율을 높였어요. 칼슘이 우유만큼 들어있는 병아리콩은 뼈 건강에 도움을 주는 식품입니다.

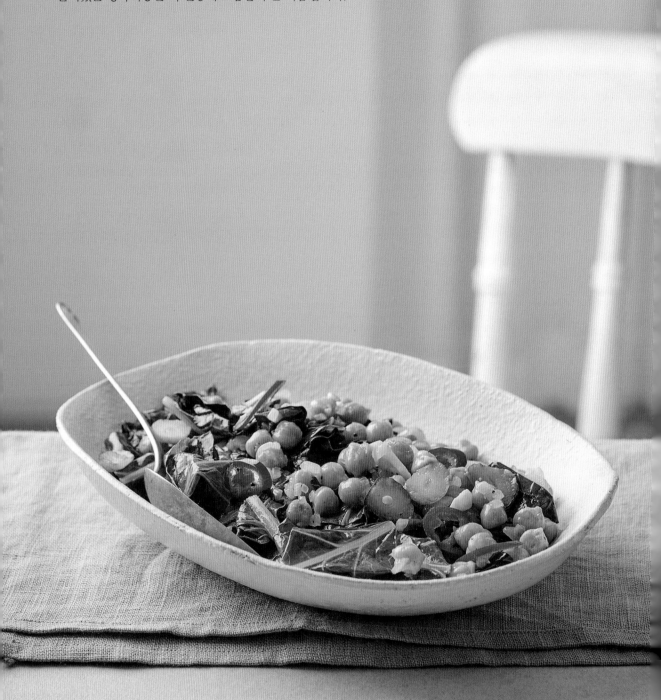

케일 병아리콩볶음

1인분 칼로리 **96**kcal / 단백질 **8**g

재료 _ 2인분

불린 병아리콩 30g
케일 100g
양파·마늘 20g씩
붉은 고추 조금
소금·후춧가루 조금씩
올리브오일 조금

만들기

1 병아리콩은 4시간 정도 충분히 불려두었다가 20분 정도 삶는다.

2 케일은 한입 크기로 썰고, 양파는 다진다. 마늘은 저미고, 붉은
   고추는 어슷하게 썬다.
   tip 케일 대신 칭경채를 넣어도 맛이니 빛깔이 잘 어울려요.

3 달군 팬에 올리브오일을 두르고 양파와 마늘을 볶는다.

4 양파가 투명해지면 삶은 병아리콩, 케일, 붉은 고추, 소금, 후춧가
   루를 넣고 살짝 더 볶는다.

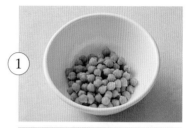

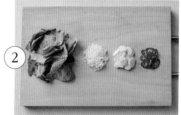

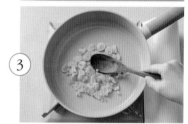

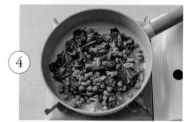

담백한 감자에 꽈리고추의 매콤함을 더한 기본 반찬입니다. 감자는 체내 나트륨의 배출을 돕는 칼륨이 풍부하고, 꽈리고추는 감자에 부족한 식이섬유를 보충해주므로 맛뿐 아니라 영양적으로도 궁합이 잘 맞는 조합이라고 할 수 있습니다.

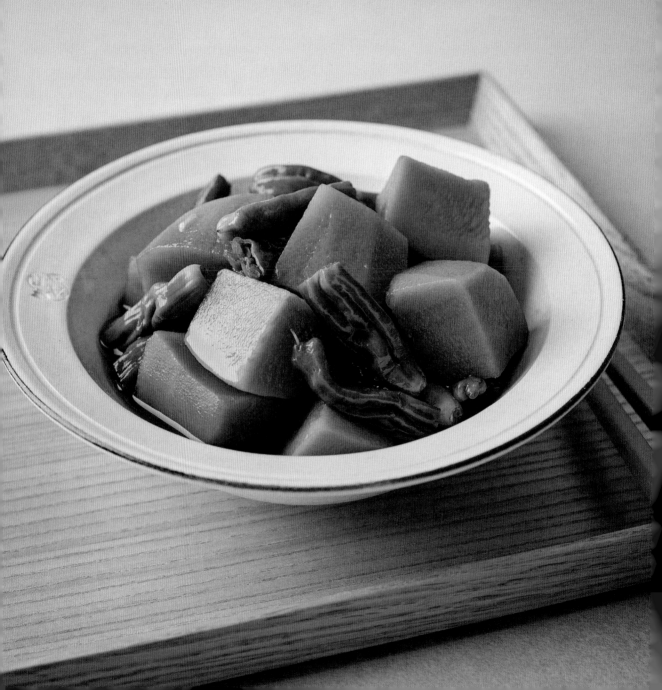

감자 꽈리고추조림

1인분 칼로리 **103**kcal / 단백질 **4**g

재료 _ 2인분

감자 100g

꽈리고추 20g

조림 국물

간장조림 양념* 15g(3/4큰술)

참기름·통깨 조금씩

후춧가루 조금

채수* 50g

* 간장조림 양념(p.41 참조)

간장 200g

올리고당 150g

다진 마늘 20g

후춧가루 조금

표고버섯 가루·당근 가루(선택) 0.1g씩

* 채수(p.43 참조)

무 500g

양파 100g

대파 50g

다시마 35g

마른 표고버섯 5g

물 2L

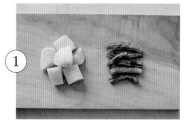

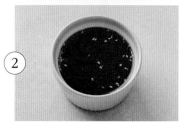

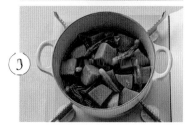

만들기

1 감자는 껍질을 벗겨 큼직하게 깍둑썰기하고, 꽈리고추는 길이로 반 가른다.

2 조림 국물 재료를 잘 섞는다.

3 냄비에 감자를 깔고 꽈리고추를 올린 뒤 조림 국물을 고루 끼얹어 국물이 반으로 졸아들 때까지 조린다.

공심채는 베타카로틴과 비타민 K가 풍부한 식품으로 볶아 먹으면 영양소의 흡수율을 높일 수 있습니다. 공심채 줄기의 아삭함은 짭조름한 액젓과 어우러졌을 때 매력이 한껏 살아납니다. 매콤한 맛을 좋아한다면 청양고추를 송송 썰어 넣어도 좋아요.

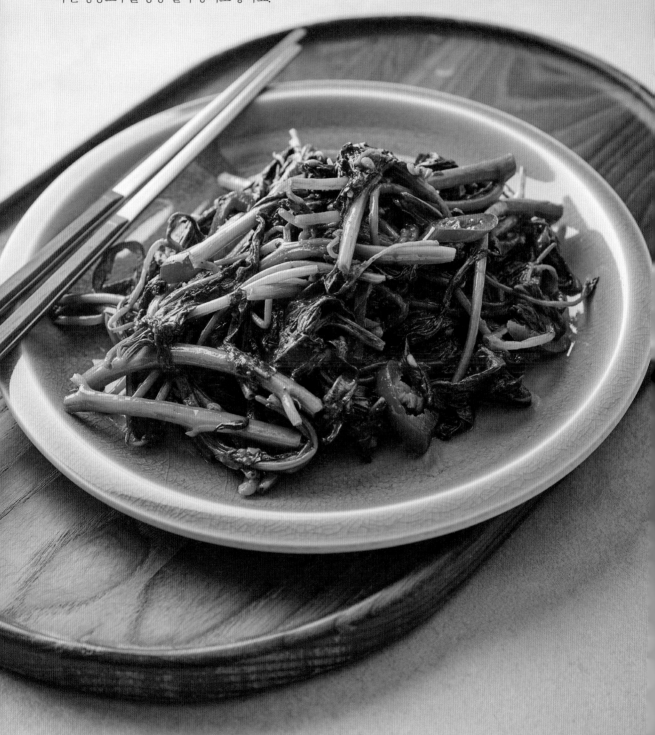

공심채볶음

1인분 칼로리 26kcal / 단백질 2g

재료 _ 2인분

공심채 100g
붉은 고추 10g

볶음 양념

된장무침 양념* 20g(1큰술)
멸치액젓 조금
다진 청양고추 조금
통깨 조금
올리브오일 조금

* 된장무침 양념(p.42 참조)

된장 60g
고추장 15g
표고버섯·양파 15g씩
대파·마늘 10g씩
청양고추 3g
나트비아·참기름 3g씩
물 80mL
멸치 가루·새우 가루·홍합살 가루·표고
버섯 가루(선택) 0.1g씩

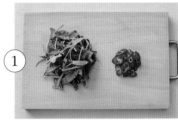

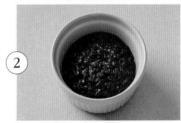

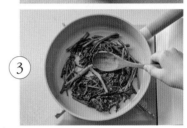

만들기

1 공심채는 지저분한 잎을 다듬어 씻은 뒤 3cm 길이로 썰고, 붉은
   고추는 어슷하게 썬다.

2 볶음 양념 재료를 잘 섞는다.

3 달군 팬에 올리브오일을 두르고 공심채와 붉은 고추, 볶음 양념
   을 넣어 볶는다.

폴리페놀 성분이 풍부한 가지와 단백질이 풍부한 쇠고기를 마늘기름에 윤기 나게 볶아보세요. 맛과 영양이 모두 조화로운 항암 반찬이 뚝딱 완성됩니다. 별미 반찬으로도 손색없고, 덮밥 소스로도 잘 어울려 다른 반찬이 필요 없습니다.

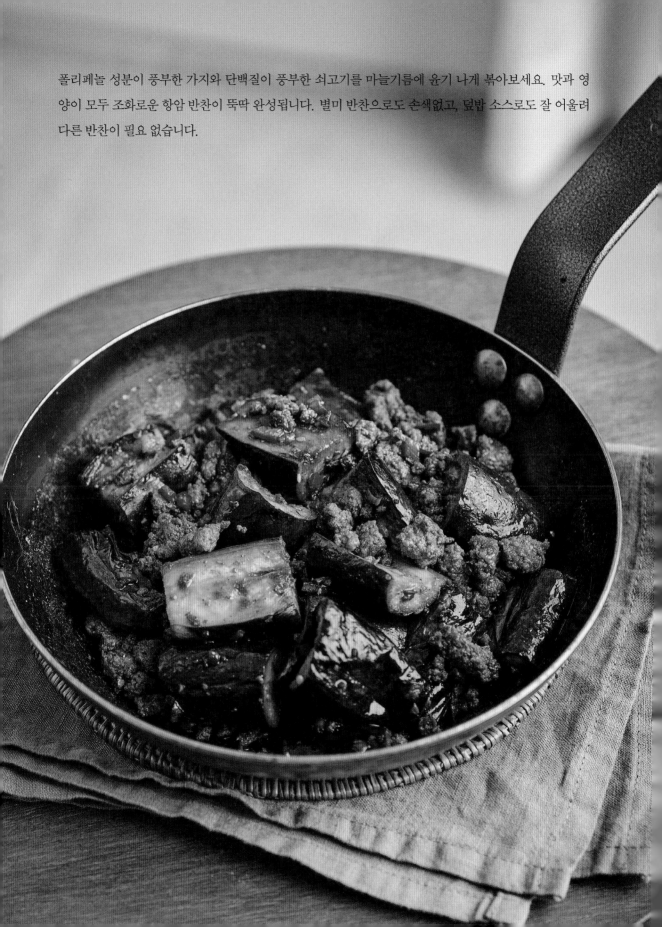

가지 쇠고기볶음

1인분 칼로리 76kcal / 단백질 7g

재료 _ 2인분

가지 100g

다진 쇠고기 30g

붉은 고추 10g

올리브오일(또는 마늘기름) 조금

쇠고기 밑간

간장 3g(1/2작은술)

다진 마늘 3g(1/2작은술)

맛술 조금

후춧가루 조금

볶음 양념

간장 7g(1작은술)

고춧가루 2g(2/3작은술)

다진 파 2g(1/3작은술)

다진 마늘 2g(1/3작은술)

참기름·통깨 조금씩

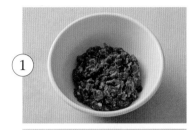

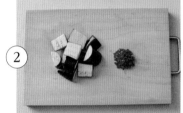

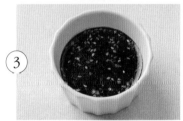

만들기

1 다진 쇠고기는 간장, 다진 마늘, 맛술, 후춧가루로 밑간한다.

2 가지는 길이로 반 갈라 3cm 길이로 썰고, 붉은 고추는 다진다.

3 볶음 양념 재료를 잘 섞는다.

4 달군 팬에 올리브오일을 두르고 밑간한 쇠고기를 볶다가 가지와
   볶음 양념, 붉은 고추를 넣고 타지 않게 볶는다.

   tip 마늘기름에 볶으면 풍미가 더 좋아요. 기름이 뜨거워지기 전에 마늘을 넣
   고 약한 불에서 볶다가 천천히 온도를 높이면 마늘기름이 만들어집니다.

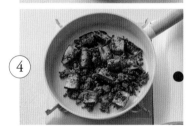

선명한 노란빛이 입맛을 돋우는 단호박은 부드럽고 베타카로틴이 풍부한 인기 식품이에요. 항산화성분이 많은 단호박과 식이섬유가 많은 고구마로 샐러드를 만들어 먹으면 배변에도 도움이 됩니다. 변비 증상이 있는 사람들에게 추천합니다.

단호박 고구마 샐러드

1인분 칼로리 162kcal / 단백질 2g

재료 _ 2인분

단호박 80g
고구마 60g
건포도 10g
아몬드 슬라이스 10g
새싹채소 조금
마요네즈 60g(3큰술)
소금 조금

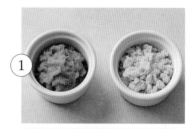

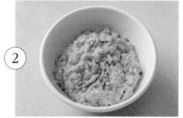

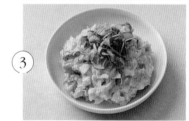

만들기

1 단호박과 고구마를 찜기에서 쪄낸 뒤, 적당히 썰어 으깬다.

2 으깬 단호박과 고구마에 건포도, 아몬드, 마요네즈, 소금을 넣어
   고루 섞는다.
   tip 입맛에 따라 삶은 날살이나 떠먹는 요구르트를 더해도 어울려요.

3 그릇에 보기 좋게 담고 새싹채소와 아몬드 슬라이스를 올린다.

인삼을 닮아서 이름 붙은 삼채는 단맛, 쓴맛, 매운맛 세 가지의 다채로운 맛을 지니고 있으며, 필수아미노산, 사포닌이 들어있어 원기 회복에 좋습니다. 아삭아삭한 삼채를 몸을 따뜻하게 하는 부추와 함께 고추장양념으로 버무리면 두 말 할 필요 없는 건강 반찬이 됩니다.

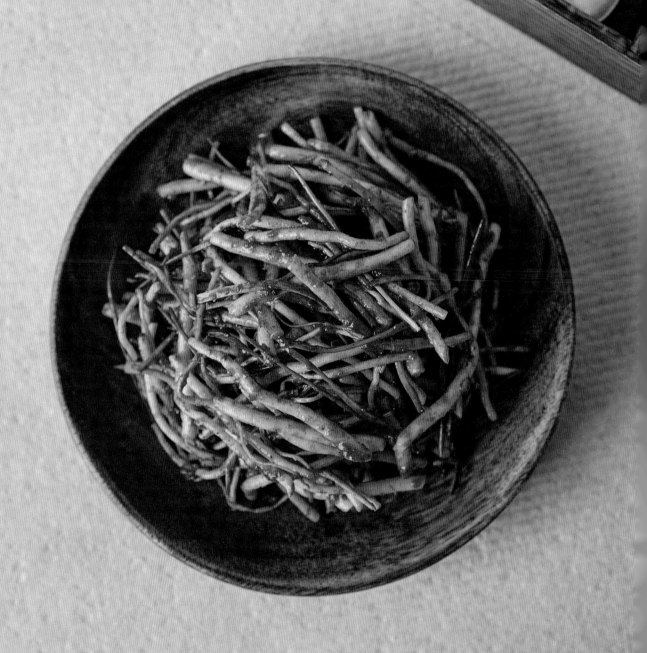

삼채 부추무침

1인분 칼로리 77kcal / 단백질 4g

재료 _ 2인분

삼채 뿌리 50g

영양부추 20g

무침 양념

초고추장* 20g(1큰술)

참기름·통깨 조금씩

*초고추장(p.42 참조)

고추장 100g

올리고당 70g

식초 35g

간 사과·간 배 30g씩

다진 마늘 25g

고운 고춧가루 8g

레몬즙 4g

통깨 조금

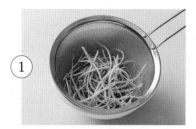

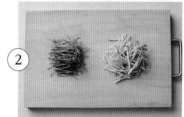

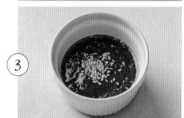

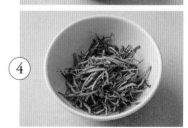

만들기

1   삼채 뿌리는 하나하나 흐르는 물에 씻어 사이사이에 묻은 흙을 잘 제거한 뒤, 체에 밭쳐 물기를 뺀다.

2   물기가 완전히 빠지면 삼채 뿌리와 영양부추를 한입 크기로 썬다.

3   무침 양념 재료를 잘 섞는다.

4   삼채와 영양부추를 한데 담아 무침 양념으로 고루 무친다.

초석잠은 석잠풀의 뿌리로 아삭아삭하고 누에를 닮은 모양이 재밌는 채소예요. 장아찌를 만들어 냉장
보관하면 죽과 같은 일품요리에 곁들이는 간단한 밑반찬으로 좋습니다. 초석잠에는 뇌의 기능을 활성화
해 치매 예방을 돕는 콜린, 기억력 증진을 돕는 페닐에타노이드 등의 성분이 풍부하니 자주자주 밥상에
올리세요.

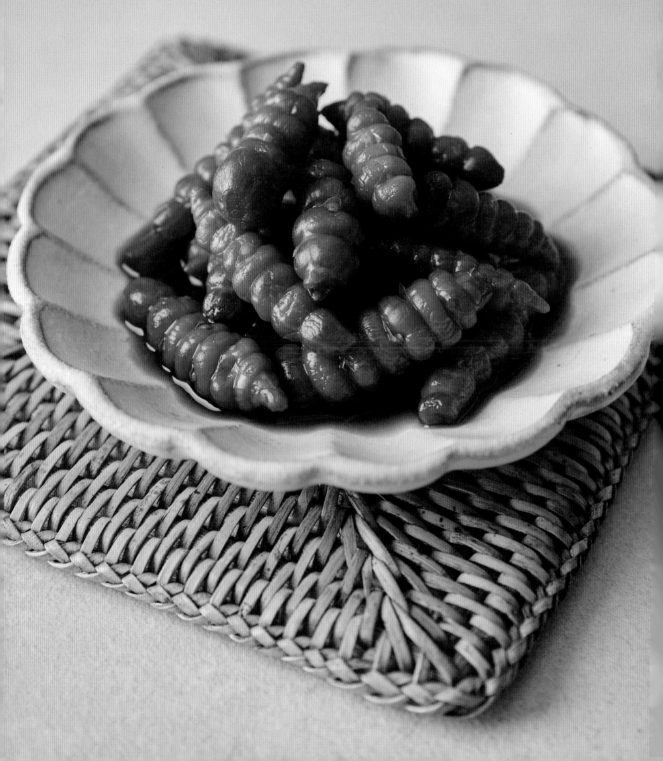

초석잠장아찌

1인분 칼로리 **61**kcal / 단백질 **2**g

재료 _ 10인분

생초석잠 800g

절임 간장

간장 400g

올리고당·식초 200g씩

채수* 200g

* 채수(p.43 참조)

무 500g

양파 100g

대파 50g

다시마 35g

마른 표고버섯 5g

물 2L

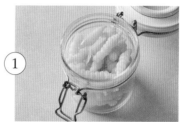

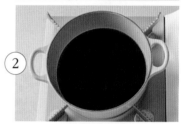

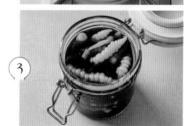

만들기

1 초석잠을 깨끗이 씻어 열탕 소독한 유리병에 담는다.

2 간장, 올리고당, 식초, 채수를 냄비에 담아 끓여 식힌다.

3 초석잠이 담긴 병에 식힌 절임 간장을 부어 냉장고에 보관한다.

식이섬유가 풍부한 브로콜리니를 살짝 데쳐 단백질이 풍부한 닭 안심과 함께 샐러드를 만들었어요. 브로콜리니는 베이비브로콜리라고도 부르는데, 일반 브로콜리와 달리 줄기가 연해서 줄기의 영양소까지 통째로 섭취할 수 있는 건강식품입니다. 샐러드지만 생채소 대신 익힌 채소와 구운 닭고기로 만들어 면역력이 낮아졌을 때도 먹을 수 있어요.

브로콜리니 닭안심 참깨무침

1인분 칼로리 152kcal / 단백질 13g

재료 _ 2인분

브로콜리니 70g

닭 안심 40g

올리브오일 조금

닭고기 밑간

소금 조금

후춧가루 조금

참깨 소스

참깨 8g(1큰술)

간장조림 양념* 15g(3/4큰술)

참기름 조금

* 간장조림 양념(p.41 참조)

간장 200g

올리고당 150g

다진 마늘 20g

후춧가루 조금

표고버섯 가루·당근 가루(선택) 0.1g씩

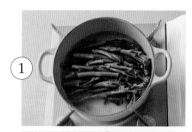

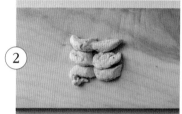

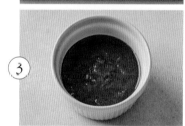

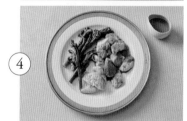

만들기

1 브로콜리니를 다듬어 끓는 물에 소금을 조금 넣고 데친다.

2 닭 안심은 소금, 후춧가루로 밑간한 뒤, 올리브오일을 두른 팬에 구워 한입 크기로 썬다.

3 참깨, 간장조림 양념, 참기름을 믹서에 넣고 갈아 참깨 소스를 만든다.

4 접시에 데친 브로콜리니와 구운 닭 안심을 담고 참깨 소스를 곁들인다.

tip 면역력이 낮아져 있다면 참깨 소스 대신 멸균된 과일 통조림을 곁들이세요.

크기는 작지만 영양소는 듬뿍 든 방울양배추 요리로, 반찬으로도 좋고 생선구이나 고기 요리의 사이드 메뉴로도 잘 어울려요. 방울양배추에 풍부한 비타민 K의 흡수율을 높이기 위해 올리브오일에 버무려 굽는 것이 포인트입니다. 비타민 K는 혈액응고와 칼슘 대사에 관여하는 영양소로, 지용성이라서 기름에 조리해야 효과적이에요.

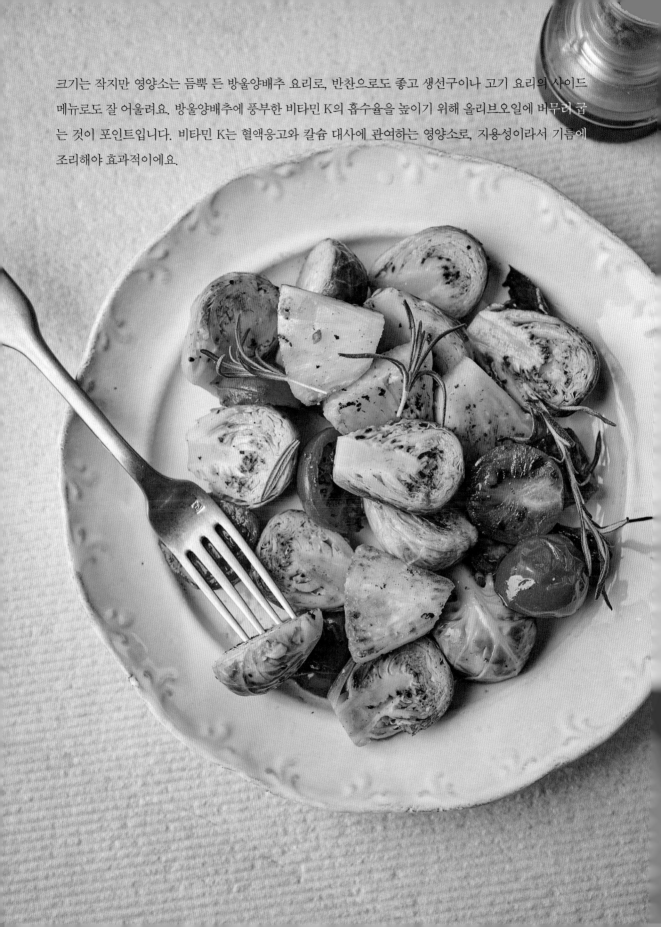

방울양배추 오븐구이

1인분 칼로리 67kcal / 단백질 5g

재료 _ 2인분

방울양배추 70g

방울토마토·파인애플 50g씩

소금·후춧가루 조금씩

올리브오일 조금

만들기

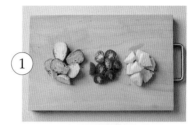

1 방울양배추와 방울토마토는 반 가르고, 파인애플은 한입 크기로 썬다.

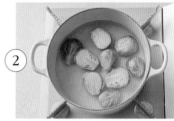

2 끓는 물에 소금을 조금 넣고 방울양배추를 3분 정도 데친다.

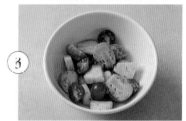

3 방울양배추, 방울토마토, 파인애플을 한데 담고 소금, 후춧가루, 올리브오일을 넣어 살짝 버무린다.

   tip 올리브오일이 없을 때는 포도씨유니 콩기름을 사용해도 돼요.

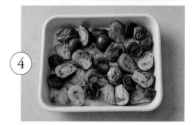

4 오븐 팬에 버무린 채소와 과일을 담아 200℃의 오븐에서 15분간 굽는다.

   tip 방울양배추에 풍부한 비타민 K는 지용성이라서 올리브오일을 뿌리거나 아몬드, 호두 등의 견과류를 넣어 구우면 체내 흡수율이 높아져요. 로즈메리 같은 허브가 있으면 얹어 굽거나 장식해보세요.

고깔양배추는 설포라페인을 비롯한 다양한 항산화성분이 들어있어 암 예방, 면역력 증진에 도움이 됩니다. 맛은 양배추보다 달고, 질감은 양배추와 양상추의 중간 정도로 생으로도 먹을 수 있어요. 그 자체로 맛이 좋아서 팬에 살짝 구워 먹기만 해도 그만입니다.

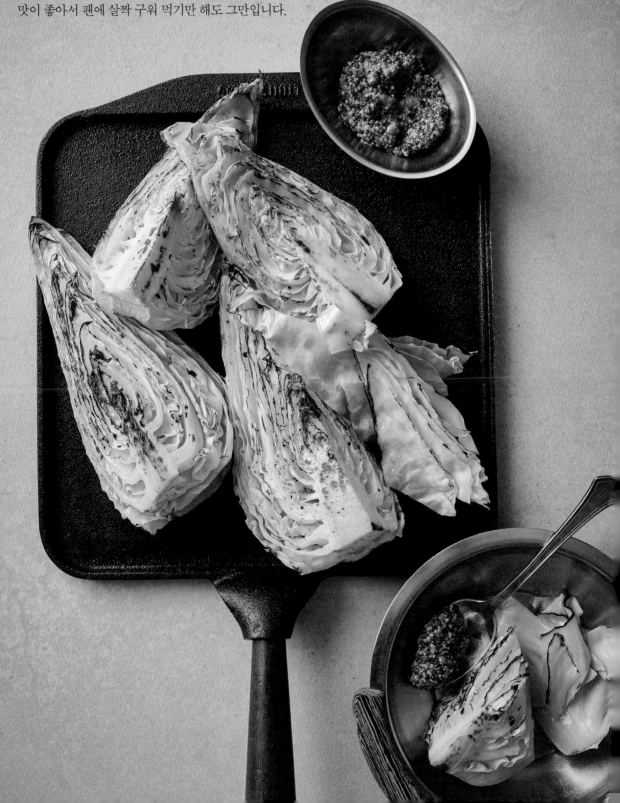

고깔양배추구이

1인분 칼로리 36kcal / 단백질 2g

재료 _ 2인분

고깔양배추 100g
홀그레인 머스터드 10g(2/3큰술)
소금·후춧가루 조금씩
올리브오일 조금

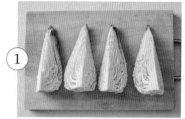

만들기

1   고깔양배추는 고깔 모양을 살려 썬다.

    tip 고깔양배추가 없으면 일반 양배추로 만들어도 돼요.

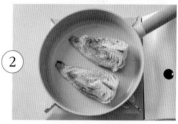

2   달군 팬에 올리브오일을 두른 뒤 고깔양배추를 올리고 소금, 후
    춧가루로 간해 굽는다.

3   그릇에 담고 홀그레인 머스터드를 곁들인다.

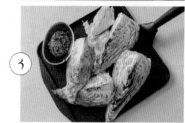

공처럼 생긴 부라타 치즈는 건조되지 않은 신선한 치즈로, 겉모습은 생모차렐라치즈와 비슷하지만 맛이 더 진하고 칼슘과 단백질이 풍부합니다. 치즈를 반 가르면 크림이 흘러나오는데 이 크림의 풍미를 활용하면 드레싱 없이도 맛을 살릴 수 있어요.

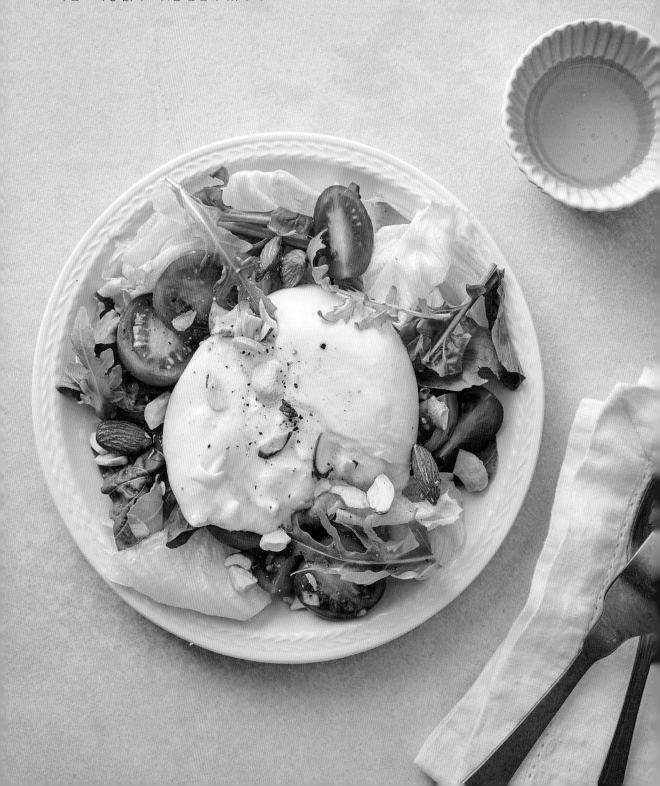

부라타치즈 샐러드 ———————

1인분 칼로리 179kcal / 단백질 9g

재료 _ 2인분

부라타 치즈 50g   말린 무화과 50g

양상추 50g   아몬드 10g

루콜라 30g   꿀 20g(1큰술)

방울토마토 200g

어린잎채소 20g

만들기

1 양상추와 루콜라는 한입 크기로 뜯고, 방울토마토는 반으로 자른다.

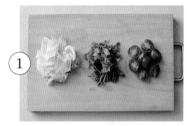

2 그릇에 양상추, 루콜라, 방울토마토, 어린잎채소를 담고 가운데에 부라타 치즈를 올린다.

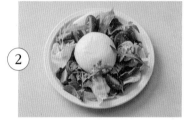

3 말린 무화과와 아몬드를 먹기 좋게 썰어 올리고 꿀을 곁들인다.

   tip 생무화과를 곁들이면 향과 맛이 더 좋습니다.

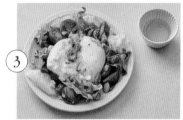

다시마에 풍부한 식이섬유는 장운동을 활발하게 해 배변 활동에 도움을 줘요. 다시마 속에 색색의 채소를 넣고 김밥처럼 돌돌 말아 맛과 영양, 모양까지 업그레이드 해보세요. 소로 사용하는 채소에 변화를 주면 더 다양한 맛을 즐길 수 있습니다.

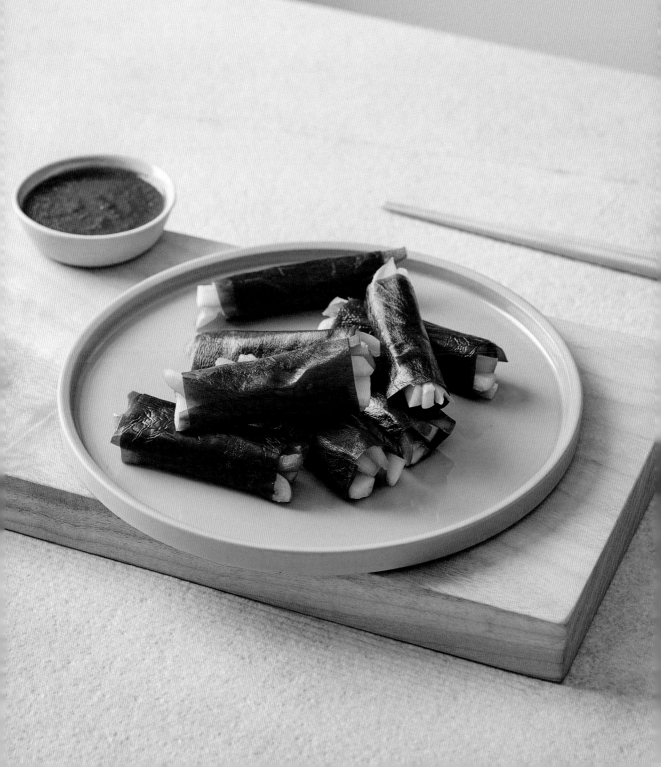

다시마 채소말이

1인분 칼로리 **30**kcal / 단백질 **3**g

재료 _ 2인분

염장 다시마 100g
오이 70g
빨강·노랑 파프리카 20g씩
초고추장* 60g(3큰술)

* 초고추장 (p.42 참조)
고추장 100g
올리고당 70g

식초 35g
간 사과·간 배 30g씩
다진 마늘 25g
고운 고춧가루 8g(1큰술)
레몬즙 4g
통깨 조금

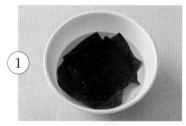

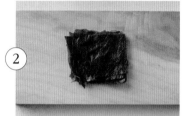

만들기

1 염장 다시마를 흐르는 물에 2~3번 씻은 뒤, 20분 정도 찬물에 담
가 짠맛을 뺀다.
   tip 다시마 외에 곤쭈(곤피), 생미역 같은 해조류를 써도 좋아요.

2 끓는 물에 다시마를 2분 정도 삶아 찬물에 헹군 뒤, 물기를 꼭 짜
고 펼쳐서 6cm 길이로 썬다.

3 오이, 파프리카를 다시마와 비슷한 길이로 채 썬다.

4 다시마에 채 썬 오이와 파프리카를 올려 돌돌 만다.

5 접시에 다시마 채소말이를 담고 초고추장을 곁들인다.

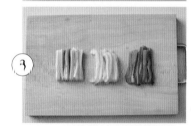

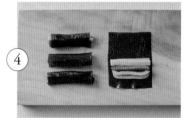

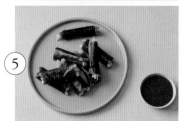

PART

3

뚝딱 싸는 항암 도시락

암 치료를 받을 때는 짜거나 기름진 음식, 매운맛이 강한 음식 등이 부담될 때가 종종 있습니다. 특히 외식은 자극적인 음식이 많아 먹기 힘든 경우가 많아요. 이럴 때는 영양 밀도가 높고 모양이 예쁜 항암 도시락을 준비하면 좋습니다. 여기 소개한 도시락 메뉴들은 냄새는 적고 물기는 거의 없으면서 쉽게 상하지 않아, 가지고 다니거나 보관하기 쉬운 음식들입니다. 암 수술 후 직장에 다니면서 건강하게 항암 관리를 하고 싶을 때, 친구들은 만나고 싶지만 외식이 부담스러울 때 활용해보세요.

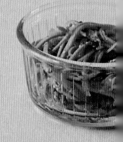

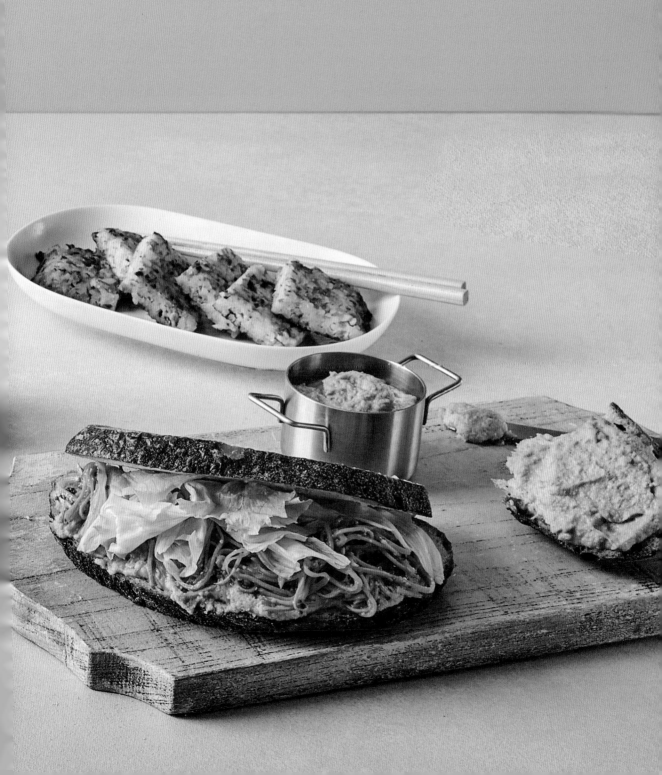

연근은 여러 가지 미네랄을 함께 섭취하기 좋은 대표 채소예요. 연근 100g에는 칼슘이 하루 권장 섭취량의 4%가 들어있고, 철분과 마그네슘은 각각 6%, 인은 10%, 칼륨은 16%가 들어있습니다. 영양 밀도가 높은 뿌리채소로 미네랄 외에 비타민 C, 식이섬유도 풍부하지요.

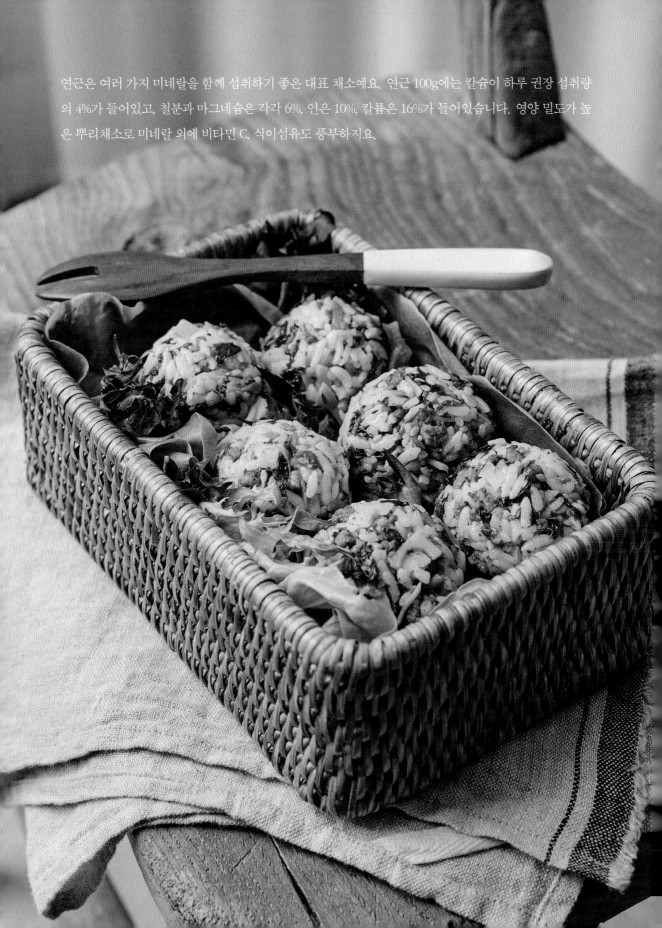

연근 김자반 주먹밥

1인분 칼로리 **515**kcal / 단백질 **19**g

재료 _ 2인분

쌀밥 400g
연근 100g
다진 쇠고기 100g
당근 20g
김자반 16g
참기름·통깨 조금씩

쇠고기 양념
소금·후춧가루 조금씩
참기름 조금

연근 양념
강황 가루 조금
소금 조금
물 60mL

만들기

1 연근을 얇게 썰어 다진 뒤 강황 가루, 소금, 물을 넣고 5분간 끓인다.

2 다진 쇠고기는 소금, 후춧가루, 참기름을 넣어 볶는다.

3 당근도 연근과 비슷한 크기로 다져 볶는다.

4 쌀밥에 익힌 연근, 볶은 쇠고기와 당근, 김자반, 참기름, 통깨를 넣고 비빈다.

    tip 김자반이 없을 때는 파래자반이나 해초무침 등을 넣어도 잘 어울려요.

5 ④의 밥을 먹기 좋은 크기로 동글동글하게 빚는다.

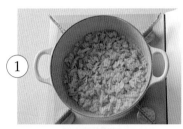
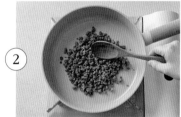
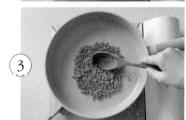
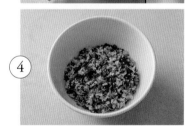
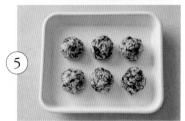

유부의 유래는 정확하지 않지만 두부의 보존성을 높이기 위해 기름에 튀겼던 것에서 시작되었을 것으로 추측합니다. 두부는 튀기면 조금 단단해지면서 독특한 질감이 생길 뿐 아니라 보존력이 높아져 다른 요리에 활용하기 좋아요. 시판 유부가 다양하게 나오니 속 재료를 바꿔가며 만들어보세요.

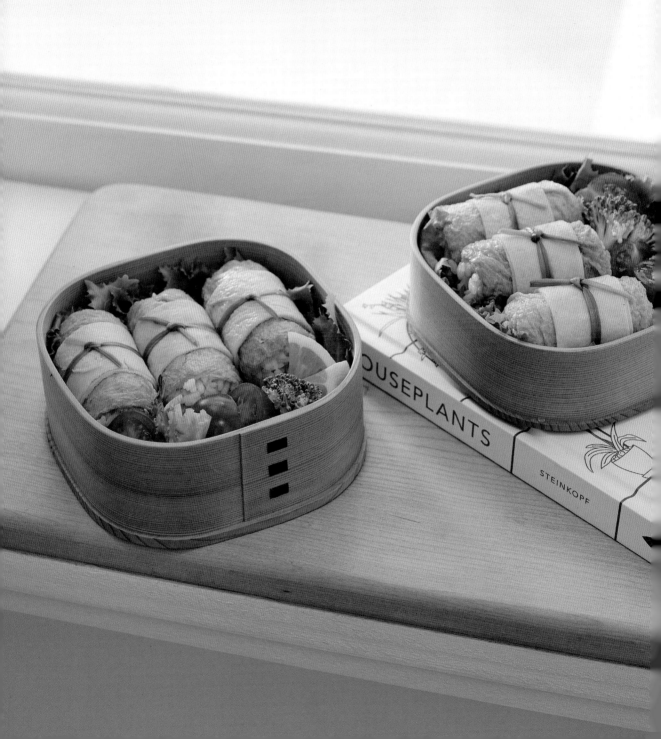

현미밥 유부말이

1인분 칼로리 888kcal / 단백질 46g

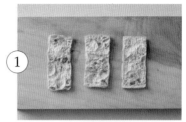

재료 _ 2인분

현미밥 400g
조미 유부 180g(12장)
달걀 100g(2개)
게맛살(크래미) 120g
미나리 조금
검은깨 조금
소금 조금
식용유 조금

단촛물

식초 12g(2½작은술)
나트비아 6g(1/2큰술)
소금 조금
레몬즙 조금

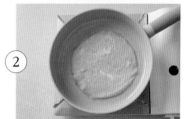

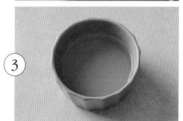

만들기

1 조미 유부는 뜨거운 물을 끼얹어 물기를 뺀 뒤 넓게 펴 놓는다.
   tip 조미 유부에 뜨거운 물을 끼얹으면 유부의 기름기가 빠질 뿐 아니라 펼치
   기도 좋아요.

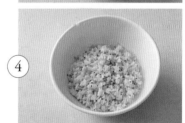

2 달걀을 잘 풀어 소금으로 간한 뒤, 기름 두른 팬에 얇게 지단을
   부친다.

3 단촛물 재료를 섞는다.

4 현미밥에 단촛물과 검은깨를 넣고 잘 비빈다.

5 지단을 깔고 유부를 펼친 뒤, 현미밥을 펴 담고 게맛살을 올려 돌
   돌 만다.

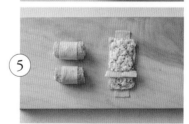

6 끓는 물에 미나리를 살짝 데쳐 유부말이가 풀어지지 않도록 묶
   는다.

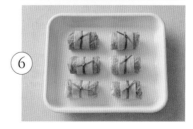

슈퍼 푸드로 불릴 정도로 우리 몸에 이로운 병아리콩을 토마토소스의 기분 좋은 감칠맛과 함께 즐길 수 있는 메뉴예요. 병아리콩에는 식물단백질과 칼슘을 비롯한 여러 가지 미네랄, 다양한 비타민이 풍부합니다. 병아리콩 토마토스튜는 토마토소스만 있으면 간편하게 만들 수 있어서, 바쁜 아침에 뚝딱 만들 수 있어요. 보온도시락에 넣어 가지고 가면 점심시간이 기다려질 거예요.

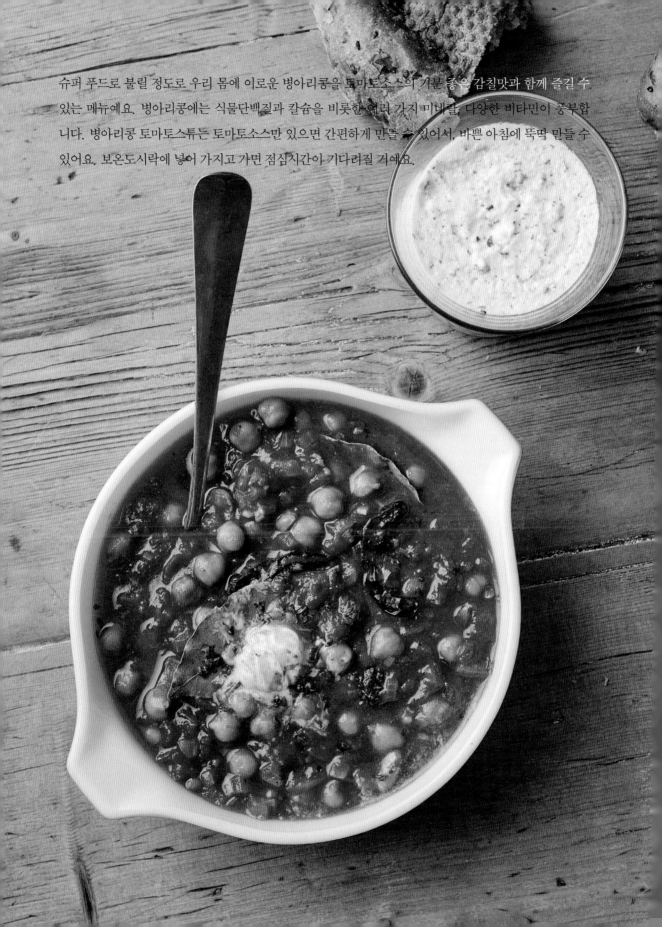

병아리콩 토마토스튜

1인분   칼로리 196 kcal / 단백질 6 g

재료 _ 2인분

병아리콩 30g
올리고당 4g(1/2작은술)
소금·후춧가루 조금씩
베트남고추 2개
마른 바질 조금
마른 월계수 잎 1장
무염 버터 5g
쇠고기 육수* 50g
물 200mL

토마토소스

홀토마토(통조림) 200g

양파 80g
다진 마늘 6g(1작은술)
레드와인 20g
올리브오일 15g(1¼큰술)

* 쇠고기 육수(p.44 참조)
쇠고기(양지머리) 200g
양파·대파 50g씩
마늘 25g
통후추 조금
물 1L

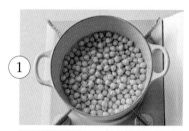

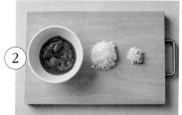

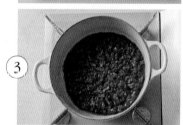

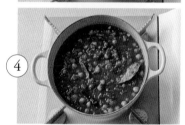

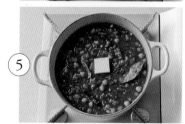

만들기

1 병아리콩은 4시간 정도 물에 담가 충분히 불린 뒤 20분 정도 삶
   는다.
   tip 병아리콩은 말린 콩을 불려서 삶아 써도 좋고, 통조림 병아리콩을 써도 돼
   요. 병아리콩 대신 강낭콩, 렌틸콩, 밤콩 등 다른 콩을 넣어도 괜찮습니다.

2 홀토마토와 양파는 다진다.

3 팬에 올리브오일을 두르고 다진 양파와 마늘을 노릇하게 볶다가
   홀토마토와 레드와인을 넣어 조린다.

4 토마토소스가 어느 정도 조려지면 삶은 병아리콩, 올리고당, 소
   금, 후춧가루, 베트남고추, 바질, 월계수 잎을 넣고 쇠고기 육수와
   물을 부어 끓인다.

5 소스가 되직해지면 버터를 넣고 녹여가며 섞는다.

중국 요리에서 흔히 볼 수 있는 목이버섯은 비타민 D와 식이섬유가 풍부한 건강식품이에요. 꼬들꼬들하고 잘 풀어지지 않는 특성이 있어 밥을 지을 때 넣으면 잘 어울립니다. 표고버섯의 향과 목이버섯의 질감이 살아있는 버섯영양밥으로 든든한 도시락을 준비해보세요. 단호박이나 밤 등을 더해도 좋습니다.

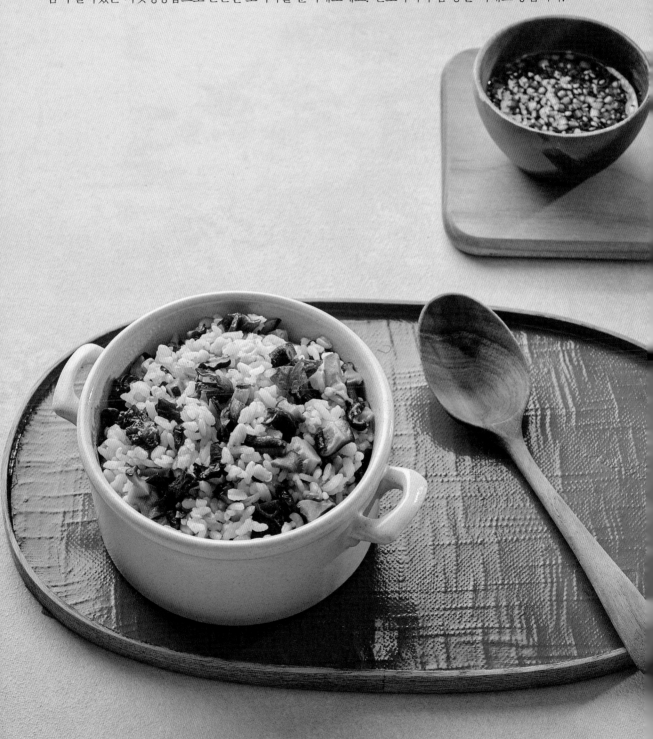

버섯영양밥

1인분 칼로리 408kcal / 단백질 11g

재료 _ 2인분

현미·백미 80g씩
귀리·녹두 20g씩
마른 표고버섯 8g(2개)
마른 목이버섯 6g
참기름 4g(1작은술)
채수* 200g

* 채수(p.43 참조)
무 500g
양파 100g
대파 50g
다시마 35g
마른 표고버섯 5g
물 2L

양념장

간장 16g(2⅔작은술)
다진 쪽파 조금
참기름·통깨 조금씩

만들기

1 현미, 백미, 귀리, 녹두는 흐르는 물에 씻은 뒤 넉넉한 물에 담가
   불린다.

2 마른 표고버섯과 마른 목이버섯은 물에 불린 뒤 다져서 물기를
   꼭 짠다.

3 물기 짠 표고버섯과 목이버섯은 참기름을 조금 넣고 무치거나 참
   기름을 살짝 둘러 볶는다.
   tip 마른 버섯 대신 생버섯을 써도 좋아요.

4 냄비에 불려둔 잡곡과 ③의 버섯을 넣고 채수를 부어 밥을 짓
   는다.

5 양념장 재료를 잘 섞어 곁들인다.
   tip 계절에 따라 달래나 부추 등을 넣고 양념장을 만들어 비벼 먹으면 더 맛있
   어요.

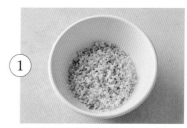
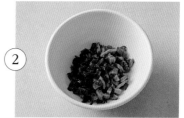
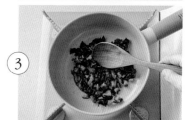
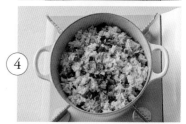
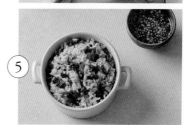

오리고기는 단백질, 칼슘, 인, 철분, 비타민 B₁·B₂·C 등이 고루 들어있어 예부터 기력을 돋우는 데 그만이라고 알려져 있어요. 더러 특유의 냄새 때문에 먹지 못하는 사람들도 있는데, 그런 경우라면 훈제오리를 활용하세요. 새콤달콤한 파인애플과 함께 볶아내면 파인애플 향이 풍미를 끌어올리고 파인애플 효소가 고기의 소화를 도와줍니다.

훈제오리 파인애플 볶음밥

1인분 칼로리 784kcal / 단백질 24g

재료 _ 2인분

쌀밥 400g

훈제오리 200g

파인애플 100g

애호박·당근·양파 40g씩

간장 조금

소금·후춧가루 조금씩

통깨 조금

무염 버터 10g

올리브오일 20g(1⅓큰술)

만들기

1 훈제오리와 파인애플은 사방 1cm 크기로 썬다.

2 애호박, 당근, 양파는 다진다.

3 팬에 올리브오일을 두르고 애호박, 당근, 양파를 볶다가 파인애플과 훈제오리를 넣어 볶는다

4 채소와 고기가 적당히 익으면 쌀밥, 간장, 소금, 후춧가루를 넣고 잘 섞어가며 좀 더 볶은 뒤 버터와 통깨를 넣어 섞는다.

   tip 오리고기의 기름은 동물성 지방 중 거의 유일하게 상온에서 굳지 않아요. 다른 동물성 지방에 비해 불포화지방산의 비율이 높기 때문입니다. 이런 특징이 과장되어 오리고기 기름을 일부러 섭취하기도 하는데, 오리고기 기름에도 포화지방산이 들어있어 좋지 않습니다.

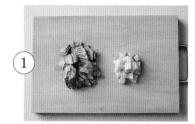

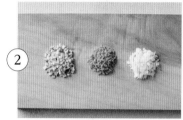

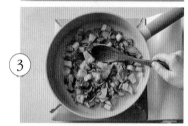

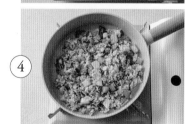

베지누들은 채소를 국수 모양으로 썰거나 스파이럴 기구로 국수처럼 돌려 깎은 것을 말해요. 당근이나 브로콜리 줄기와 같이 원통형의 단단한 채소라면 무엇이든 베지누들로 만들 수 있습니다. 밀가루를 전혀 쓰지 않고도 국수를 먹는 즐거움을 누릴 수 있지요.

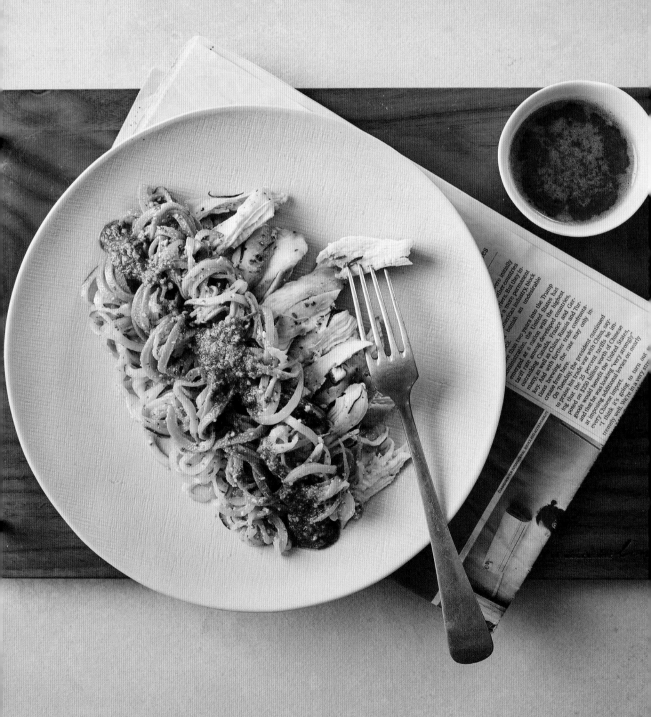

베지누들 치킨 스테이크

1인분 칼로리 **254**kcal / 단백질 **26**g

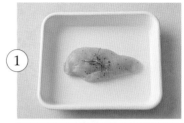

재료 _ 2인분

닭가슴살 200g

오이·애호박 100g씩

당근 40g

그린·블랙 올리브 20g씩

바질페스토* 40g(2큰술)

통깨 조금

올리브오일 10g(2½작은술)

* 바질페스토

바질·파르메산치즈 20g씩

캐슈너트·호두 20g씩

다진 마늘 2g(1/2작은술)

소금 2g(1/2작은술)

올리브오일 40g(3⅓큰술)

닭고기 밑간

소금·후춧가루 조금씩

다진 로즈메리 조금

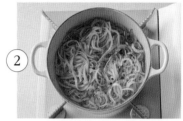

만들기

1 닭가슴살은 소금, 후춧가루, 로즈메리를 뿌려 숙성시킨다.

2 오이, 애호박, 당근은 채소누들제칼로 국수처럼 썰어 끓는 물에 살짝 데친다.

3 올리브는 동그란 모양을 살려 저민다.

4 바질페스토 재료를 모두 믹서에 넣어 곱게 간다.

   tip 바질페스토는 시판 제품을 써도 됩니다. 바질이 없으면 참나물이나 미나리로 만들어도 좋아요.

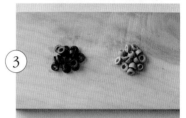

5 달군 팬에 올리브오일을 두르고 닭가슴살을 8분 정도 구워 먹기 좋게 찢는다.

6 팬에 바질페스토와 ②의 누들, 올리브를 넣어 살짝 볶는다.

7 찢어놓은 닭가슴살과 볶은 누들을 접시에 담고 통깨를 뿌린다.

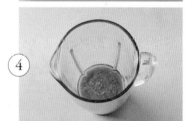

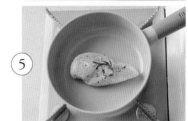

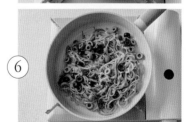

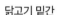

프리타타는 오믈렛처럼 달걀에 채소, 고기, 치즈 등을 넣어 만드는 이탈리아 요리입니다. 오믈렛보다는 두툼하게, 달걀피자 같은 느낌으로 구워내지요. 프리타타는 그냥 먹어도 좋지만 샌드위치 속 재료로도 훌륭합니다. 맛은 기본이고 보기에도 예뻐서 도시락으로 그만이에요.

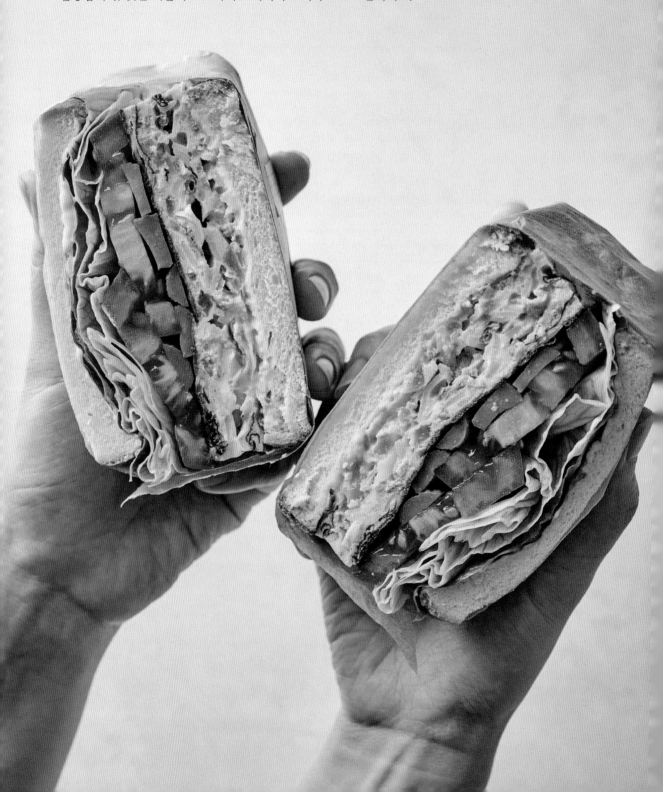

프리타타 샌드위치

1인분 칼로리 610kcal / 단백질 21g

재료 _ 2인분

식빵(샌드위치용) 120g(4장)
로메인·양상추 20g씩
완숙 토마토 60g
오이피클 60g
프리타타* 200g
마요네즈 20g(1큰술)

* 프리타타(400g)
달걀 200g(4개)
베이컨 50g
감자·양파·시금치 50g씩
우유 50g
파르메산치즈 가루 10g(1큰술)
소금·후춧가루 조금씩
올리브오일 10g(2½작은술)

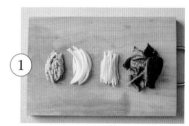

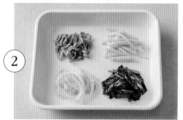

만들기

1 베이컨은 잘게 썰고, 양파와 감자는 채 썬다. 시금치는 다듬어 씻어 3cm 길이로 썬다.

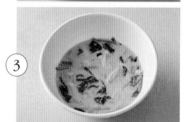

2 팬에 올리브오일을 두르고 베이컨, 감자, 양파, 시금치를 순서대로 각각 볶아 식힌다.

3 달걀, 우유, 파르메산치즈 가루, 소금, 후춧가루를 잘 섞은 뒤 볶은 재료들을 넣어 섞는다.

tip 기호에 따라 베이컨을 빼기도 하고, 달걀을 흰자만 넣기도 합니다.

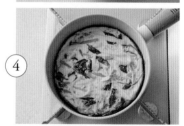

4 달군 팬에 올리브오일을 두르고 ③의 달걀물을 부은 뒤 뚜껑을 덮고 약한 불로 익힌다. 10분 뒤에 뚜껑을 연 채 윗면까지 익힌다.

5 토마토는 둥글게 저미고, 오이피클은 길이로 저민다. 프리타타가 식으면 식빵 크기로 썬다.

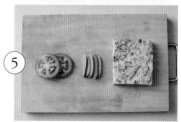

6 식빵에 마요네즈를 바르고 로메인, 양상추, 토마토, 오이피클, 프리타타를 올린 뒤 다른 식빵으로 덮는다.

후무스는 중동 지역에서 즐겨 먹는 디핑 소스입니다. 비타민, 미네랄 등 우리 몸에 이로운 성분들이 풍부한 병아리콩으로 만드는 건강 음식이지요. 후무스는 샌드위치 스프레드로도 잘 어울려요. 버터나 잼과 달리 단백질도 풍부해 당근 라페와 함께 샌드위치에 넣으면 탄수화물, 단백질, 식이섬유 세 박자를 모두 갖춘 간단한 도시락이 완성됩니다.

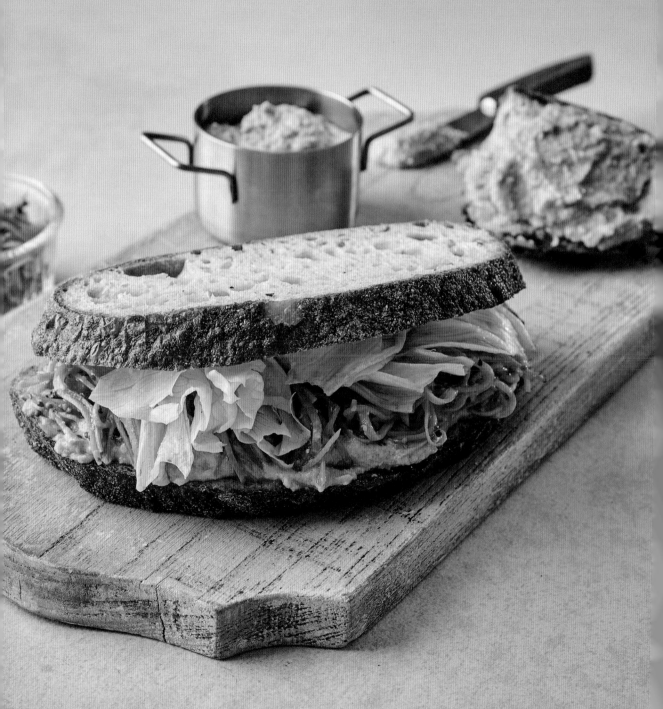

후무스 통밀샌드위치

1인분 칼로리 414kcal / 단백질 11g

재료 _ 2인분

통밀 식빵 140g
후무스(p.98 참조) 100g
당근 라페(p.168 참조) 100g
양상추 40g

만들기

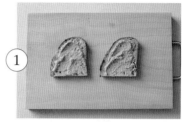

1 식빵 한 면에 후무스를 고루 펴 바른다. 양상추는 식빵 크기로 뜯는다.

   tip 후무스는 삶은 병아리콩을 으깨어 마늘과 오일 등을 넣고 만드는 중동 지역의 음식이에요. 빵에 발라 먹거나 채소 스틱을 찍어 먹으면 맛있습니다.

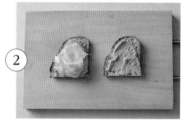

2 후무스를 바른 빵 위에 당근 라페, 양상추를 올린다.

   tip 당근 라페는 당근을 채 썰어 올리브오일, 홀그레인 머스터드 등에 버무린 음식이에요. 당근 라페가 없으면 사과를 얇게 썰어 넣어도 좋아요.

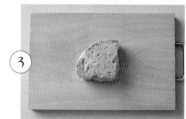

3 다른 식빵으로 덮는다.

다양한 채소에 불포화지방산이 풍부한 올리브오일을 뿌려 오븐에 구운 채소 오븐구이는 아삭한 로메인 등과 함께 샐러드를 만들어도 좋고, 스테이크에 사이드 메뉴로 곁들여도 잘 어울려요. 포만감을 주는 감자, 고구마, 단호박 등을 중심으로 색감이 있는 가지, 파프리카, 애호박, 피망 등을 더해 만들어보세요.

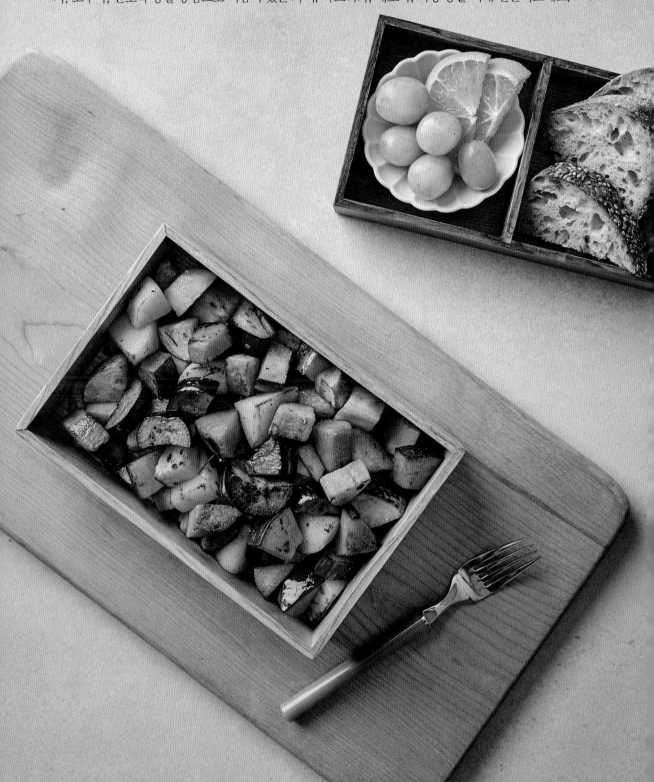

큐브 채소 오븐구이 ────────

1인분 칼로리 **447**kcal / 단백질 **11**g

재료 _ 2인분

단호박·고구마·감자 60g씩
가지·애호박 60g씩
올리브오일 20g(1⅓큰술)
소금·후춧가루 조금씩
로즈메리 조금
발사믹 크림 10g(2작은술)

곁들이

호밀빵 200g
청포도·오렌지 100g씩

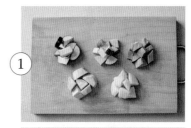

만들기

1 단호박, 고구마, 감자, 가지, 애호박은 사방 1.5cm 크기로 썬다.
  tip 채소는 익는 시간이 비슷한 것으로 준비하세요. 당근과 같이 익는 시간이
  크게 차이 나는 채소는 적당하지 않아요.

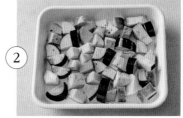

2 채소에 올리브오일, 소금, 후춧가루, 로즈메리를 뿌려 마리네이드
  한다.

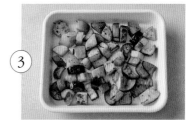

3 마리네이드한 채소를 190℃의 오븐에서 10분간 굽는다.
  tip 채소를 구울 때 새우나 흰살생선 등을 같이 구우면 더 알찬 메뉴가 됩니다.

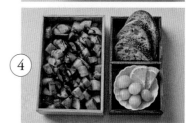

4 구운 채소에 발사믹 크림을 뿌려 도시락에 담고, 호밀빵과 청포
  도, 오렌지를 곁들인다.

찬밥을 정말 맛있게 활용할 수 있을 뿐 아니라, 간편하게 별미 도시락을 준비할 수도 있어 일거양득인 메뉴예요. 냉장고에 있는 고기와 여러 가지 채소를 넣으면 영양도 풍부해지고 속도 든든하지요. 노릇노릇 구워서 도시락에 담아 가면 점심시간이 행복해집니다.

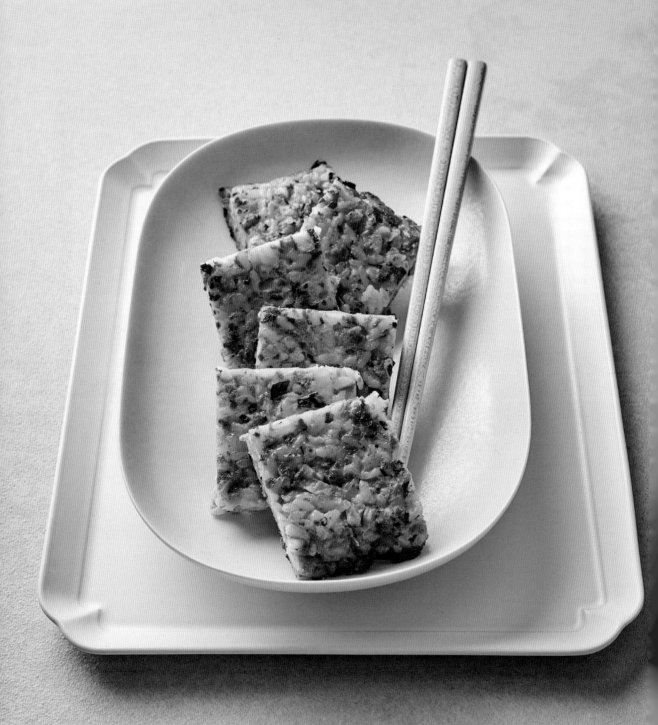

달걀밥전

1인분 칼로리 380kcal / 단백질 18g

재료 _ 2인분

쌀밥 200g	**돼지고기 밑간**
다진 돼지고기 80g	소금 조금
양파 30g	후춧가루 조금
당근 20g	
부추 20g	
달걀 100g(2개)	
부침가루 20g	
올리브오일 5g(1¼작은술)	

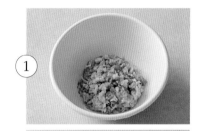

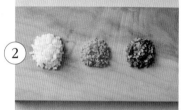

만들기

1 돼지고기는 소금, 후춧가루를 뿌리고 주물러 밑간한다.

   tip 기호에 따라 돼지고기 대신 닭고기나 쇠고기, 흰살생선을 써도 됩니다.

2 양파와 당근은 껍질을 벗겨 나시고, 부추도 나진다.

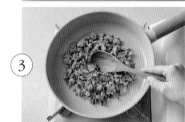

3 달군 팬에 올리브오일을 두르고 밑간한 돼지고기와 다진 채소를 볶는다.

4 볶은 돼지고기와 채소, 밥을 잘 섞는다. 달걀을 풀어서 부침가루 와 함께 밥에 넣고 다시 한번 잘 섞는다.

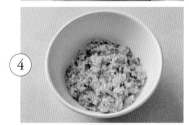

5 달군 팬에 올리브오일을 두르고 ④의 밥을 앞뒤로 노릇노릇하게 굽는다.

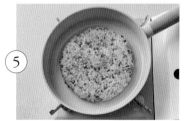

PART
4

입맛 되찾아주는 한 그릇 음식

항암치료 중 입맛이 없거나 음식 냄새에 거부감이 들 때는 즐겁게 먹을 수 있는 음식을 준비해 기운과 기분을 끌어올리는 것이 좋습니다. 간단하면서 영양이 고루 갖춰진 한 그릇 요리를 별미로 내면 도움이 될 것입니다. 예를 들어 소화가 잘 안 되거나 식욕이 없는 아침에는 밥 대신 부드러운 죽이나 수프를 준비하면 어떨까요. 평소 즐겨 먹던 덮밥이나 국수를 응용해 색다른 밥상을 차려볼 수도 있습니다. 일반적으로 알고 있는 음식에 약간의 변화로 포인트를 주면 환자의 식사 시간이 더 즐거워질 것입니다. 이런 노력이 식욕을 자극해 섭취량이 조금씩 늘어난다면 체력과 입맛을 되찾게 되겠지요?

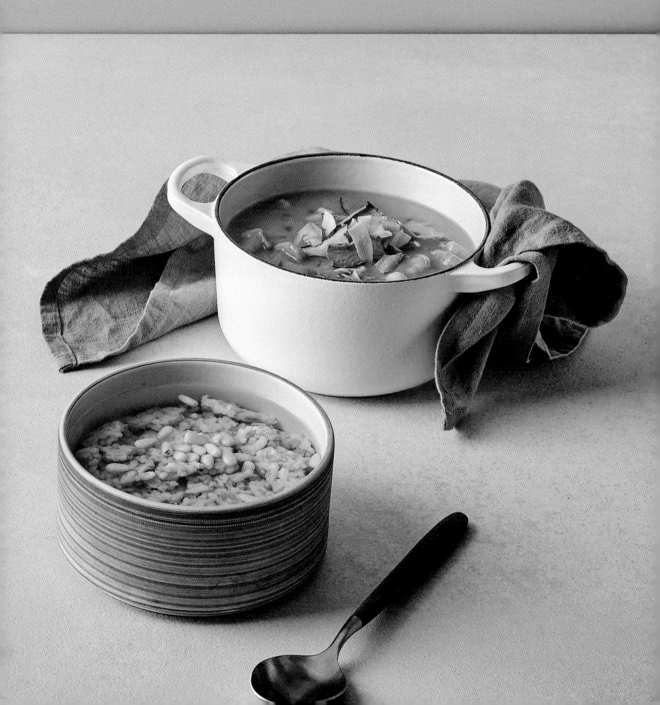

중국식 게살 수프는 게살과 달걀이 들어있어 단백질 보충에 좋은 국물 요리입니다. 표고버섯으로 은은한 향과 씹는 맛을 살짝 더하면 더 맛있습니다. 장이 예민해 장기간 설사하는 경우, 손실된 수분을 보충하고 단백질도 섭취할 수 있는 부드러운 한 끼로 추천합니다. 게살 대신 새우살이나 연두부를 넣어도 좋습니다.

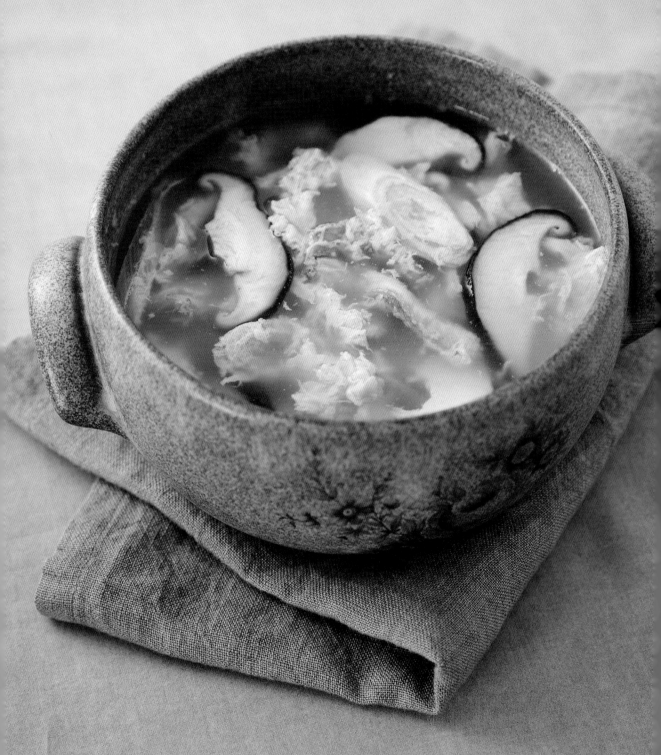

중국식 게살 수프

1인분 칼로리 230kcal / 단백질 38g

재료 _ 2인분

게살 100g
표고버섯 20g
달걀 100g(2개)
대파 조금
녹말물 30g(2큰술)
소금·후춧가루 조금씩
참기름 조금
멸치 육수* 800g

* 멸치 육수(p.43 참조)
굵은 멸치 20g
마른 새우 10g
다시마 35g
물 2L

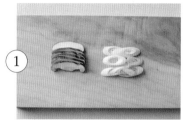

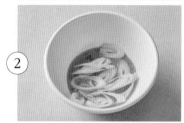

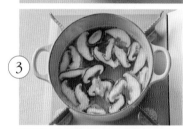

만들기

1 표고버섯은 기둥을 떼고 저민다. 대파는 얇게 어슷어슷 썬다.

2 달걀을 곱게 풀어 대파를 넣고 섞는다.

3 멸치 육수를 끓이다가 게살과 표고버섯을 넣는다.

4 달걀물을 넣고 휘휘 저은 뒤 소금, 후춧가루, 참기름을 넣고 녹말
물로 농도를 맞춘다.

    tip 멸치 육수 대신 북어 육수(p.44 참조)나 닭고기 육수(p.44 참조)를 써도 어
울려요.

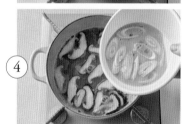

고소하고 부드럽게 끓인 누룽지탕은 항암치료 중 음식 냄새에 거부감이 들 때나 치료 후 관리 중 입맛이 없을 때 밥 대신 먹을 수 있는 메뉴입니다. 누룽지만 끓여도 맛있지만 잣, 호두 등의 견과를 넣으면 오독오독 씹는 맛이 있고 불포화지방산, 비타민 B군·E, 미네랄 등 다양한 영양소가 더해져 맛과 영양을 함께 보충할 수 있어요.

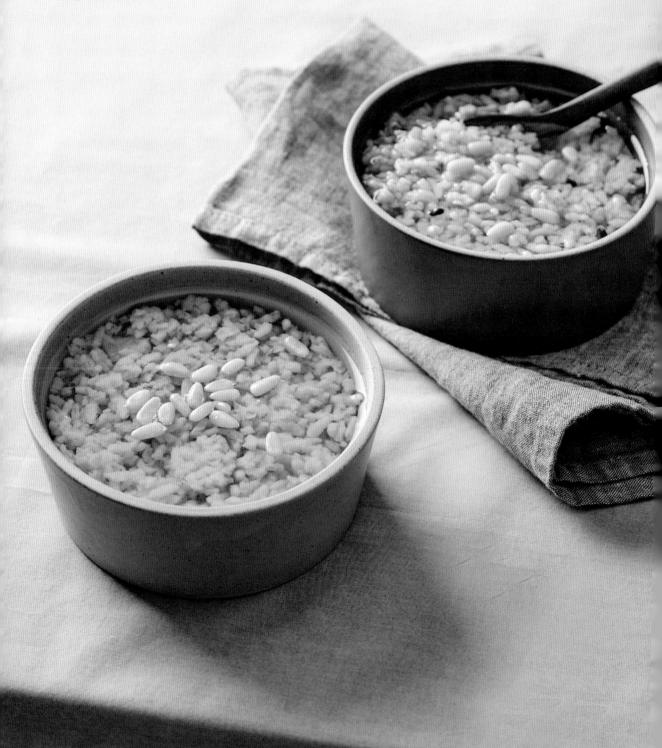

잣 누룽지탕

1인분 칼로리 282 kcal / 단백질 6 g

재료 _ 2인분

누룽지 100g
잣 30g
채수* 800g

* 채수(p.43 참조)
무 500g
양파 100g

대파 50g
다시마 35g
마른 표고버섯 5g
물 2L

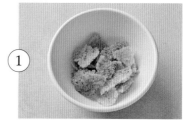

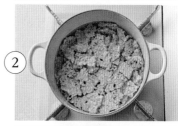

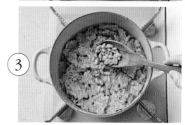

만들기

1 누룽지를 한입 크기로 자른다.

2 냄비에 누룽지를 넣고 채수를 부어 끓인다.

  tip 채수 대신 닭고기 육수(p.44 참조)나 쇠고기 육수(p.44 참조)를 써도 풍미
  가 좋아요.

3 누룽지가 반쯤 익으면 잣을 넣고 한소끔 더 끓인다.

닭가슴살은 지방은 적고 단백질은 풍부한 대표 식품입니다. 인삼은 면역력 개선 효능이 있는 사포닌이 들어있어 체력 회복에 도움이 되는 식품이지요. 이 두 가지를 함께 푹 끓인 삼계죽은 부드럽고 소화도 잘되어 아침 식사로 좋으며, 식사량이나 기력이 부족할 때 영양 간식으로도 손색없습니다.

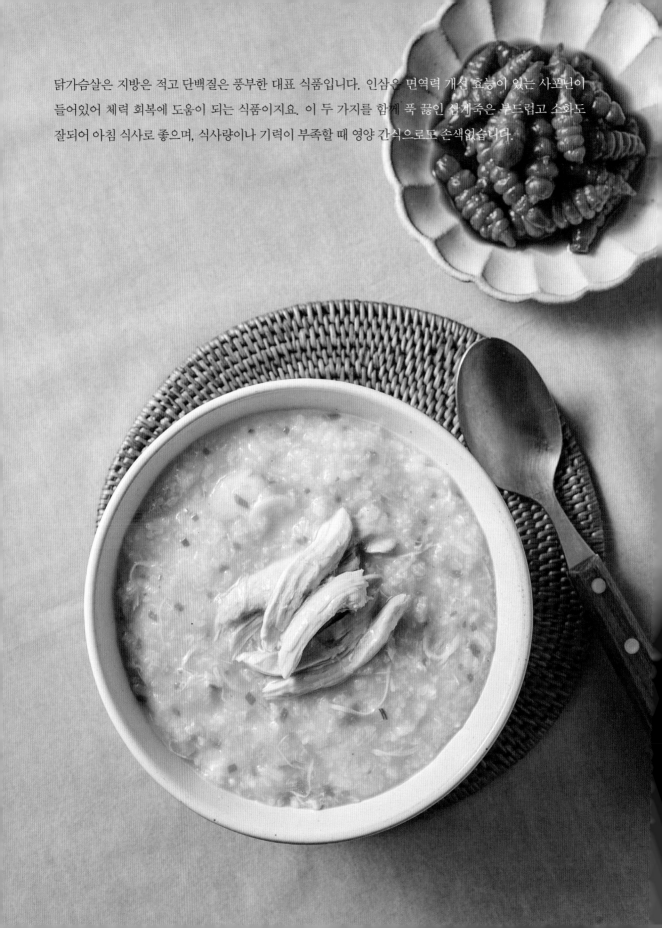

삼계죽

1인분 칼로리 356kcal / 단백질 16g

재료 _ 2인분

불린 쌀 100g

닭가슴살 120g

인삼·당근·애호박 20g씩

참기름 조금

소금·후춧가루 조금씩

닭고기 육수* 800g

고기 삶는 물

대파 25g

마늘 15g

통후추 3알(또는 후춧가루 조금)

청주(또는 소주) 15g

물 250mL

* 닭고기 육수(p.44 참조)

닭고기 1kg

무 500g

양파 250g

셀러리·대파 50g씩

마늘 30g

통후추 10알

월계수 잎 3장

물 6L

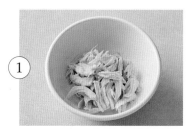

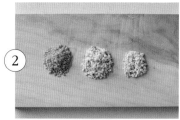

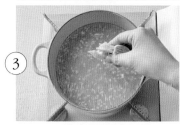

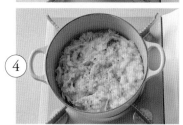

만들기

1 냄비에 물을 붓고 대파, 마늘, 통후추, 청주를 넣어 끓이다가 닭가
   슴살을 넣어 8분간 삶는다. 닭가슴살이 익으면 건져 식힌 뒤 잘
   게 찢는다.

2 인삼과 당근, 애호박은 각각 다진다.

3 냄비에 참기름을 두르고 쌀, 당근, 애호박을 볶다가 닭고기 육수
   를 붓고 닭가슴살, 인삼을 넣어 주걱으로 저어가며 끓인다.

   tip 닭고기 육수가 없으면 멸치 육수(p.43 참조)나 생수를 써도 무방해요.

4 쌀이 푹 퍼져 부드러워지면 소금, 후춧가루로 간을 맞춘다.

   tip 초석잠장아찌(p.210 참조)를 곁들여 먹으면 잘 어울립니다.

당면이 주재료인 잡채는 단백질 비율인 낮은 편이에요. 항암 식단으로 잡채를 즐길 때는 당면 대신 두부 면을 사용해보세요. 두부로 만든 국수에 버섯과 채소, 고기 등을 넣고 볶아내면 필요한 영양소를 고루고루 섭취할 수 있는 종합 영양식이 됩니다. 밥 위에 올려 잡채밥으로 내도 좋습니다.

두부면 잡채

1인분 칼로리 242kcal / 단백질 20g

재료 _ 2인분

두부 면 100g
쇠고기(잡채용) 20g
느타리버섯 40g
빨강·노랑 파프리카 30g씩
당근 조금
어린잎채소 20g
간장 2g(1/3작은술),
올리브오일 5g(1¼작은술)

잡채 양념
간장조림 양념* 30g(2큰술)
참기름 2g(1/2작은술)

통깨 조금
후춧가루 조금

* 간장조림 양념(p.41 참조)
간장 200g
올리고당 150g
다진 마늘 20g
후춧가루 조금
표고버섯 가루·당근 가루(선택) 0.1g씩

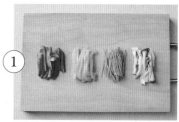

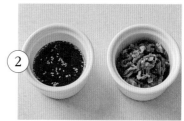

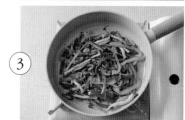

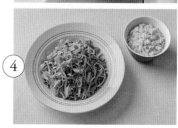

만들기

1 파프리카와 당근은 채 썰고, 느타리버섯은 길이로 찢는다.

2 쇠고기는 간장을 넣고 주물러 밑간한다. 잡채 양념 재료는 잘 섞어둔다.

3 달군 팬에 올리브오일을 두르고 밑간한 쇠고기와 채 썬 채소, 버섯을 넣어 볶는다.

4 두부 면과 잡채 양념을 넣어 함께 볶는다. 어린잎채소를 올려 밥과 함께 낸다.

커리에는 우유를 넣어도 잘 어울려요. 우유를 잘 소화하지 못하는 사람들을 위해 우유 대신 코코넛밀크로 부드러운 맛과 이국적인 향을 느낄 수 있는 커리를 만들었어요. 코코넛밀크는 콜레스테롤은 줄이고 면역력은 높이는 건강 성분들로 주목받는 식품입니다. 코코넛밀크에 풍부한 지방은 단호박의 항산화 영양소인 베타카로틴의 흡수율을 높이는 데 도움이 됩니다.

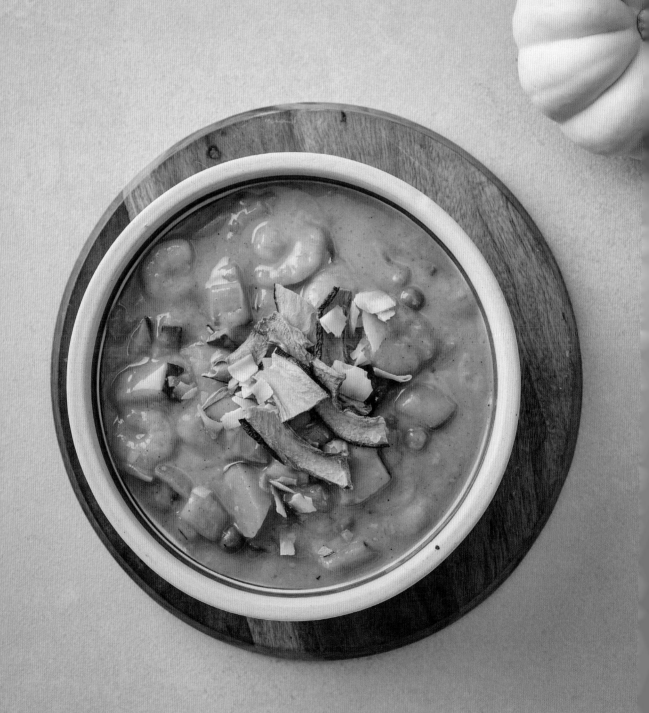

단호박 코코넛 커리

1인분 칼로리 455kcal / 단백질 24g

재료 _ 2인분

단호박 50g	* 채수(p.43 참조)
당근 20g	무 500g
양파 30g	양파 100g
부추 6g	대파 50g
완두 6g	다시마 35g
새우살 50g	마른 표고버섯 5g
코코넛밀크 60g	물 2L
카레 가루 20g	
올리브오일 조금	
채수* 230g	

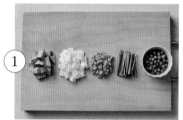

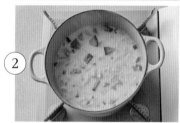

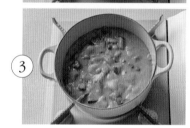

만들기

1 단호박, 당근, 양파는 한입 크기로 깍둑깍둑 썰고, 부추는 5cm
   길이로 썬다. 완두는 물에 불려둔다.

2 냄비에 올리브오일을 두르고 당근과 양파를 볶다가 단호박, 완두
   를 넣고 코코넛밀크와 채수를 부어 끓인다.
   tip 올리브오일 대신 코코넛오일을 사용하면 더 진한 향을 낼 수 있어요.

3 끓으면 부추와 새우살, 카레 가루를 넣고 잘 어우러지도록 저으
   며 끓인다.

PART

5

영양 만점 건강 음료

항암 관리를 할 때에는 영양이 부족해서는 안 됩니다. 식사로 채우지 못한 영양소나 칼로리를 간식으로 반드시 보충해야 합니다. 간식의 종류와 양은 환자의 식사 정도에 맞춰 정하세요. 보통은 우유나 과일 정도가 적당하지만, 항암치료 혹은 수술 후 부작용으로 식사량이 부족하다면 우유와 과일뿐 아니라 곡식이 들어간 셰이크, 영양죽 등 칼로리와 영양소가 조금 더 풍부한 간식을 함께 먹어야 합니다. 건강 간식으로도 적당하고 식사 대신 먹기에도 든든한 영양 만점 음료들을 소개합니다.

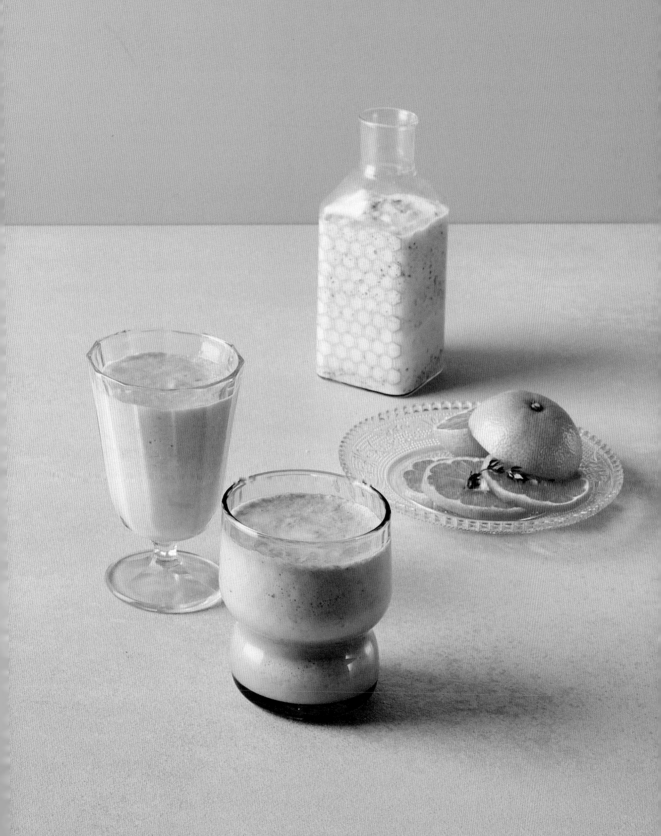

식단에 채소가 부족한 경우, 다양한 채소를 갈아 넣고 만든 스무디를 간식으로 추천합니다. 채소를 익혀서 갈면 소화 흡수가 더 잘됩니다. 부족한 식이섬유와 항산화성분을 섭취할 수 있도록 몸 상태에 따라 섭취량을 조절해가며 즐기세요. 단, 식이섬유가 풍부한 음식이므로 식이섬유 제한이 필요한 환자는 주의가 필요합니다.

채소 스무디

1인분 칼로리 **128**kcal / 단백질 **7**g

재료 _ 2인분

양배추·브로콜리 50g씩
방울토마토·당근·사과 50g씩
비트 20g
아몬드 10g

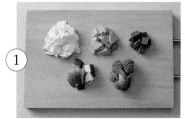

만들기

1 양배추, 브로콜리, 당근, 비트, 사과를 한입 크기로 썬다.

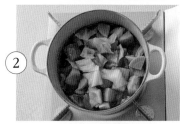

2 끓는 물에 양배추, 당근, 비트, 사과를 넣어 5분간 익힌다.

3 끓는 물에 브로콜리와 방울토마토를 넣고 1분간 익힌다.

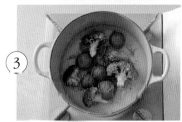

4 믹서에 익힌 채소와 과일, 아몬드를 넣어 곱게 간다.

    tip 되직하게 만들어 숟가락으로 떠먹어도 되고, 물을 섞어 묽게 만들어서 음
료로 마셔도 좋아요. 취지의 상태에 맞게 농도를 조절하면 됩니다

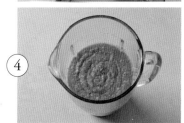

더덕은 예로부터 기침이나 가래, 천식, 자양 강장 등에 효과가 있는 식품으로 꼽혔어요. 독특한 향과 쌉싸름한 맛이 인삼과 비슷하면서 더덕만의 향미도 지니고 있지요. 인삼처럼 사포닌을 많이 함유하고 있어 혈관 질환이나 암 예방에 도움이 되는 식품입니다.

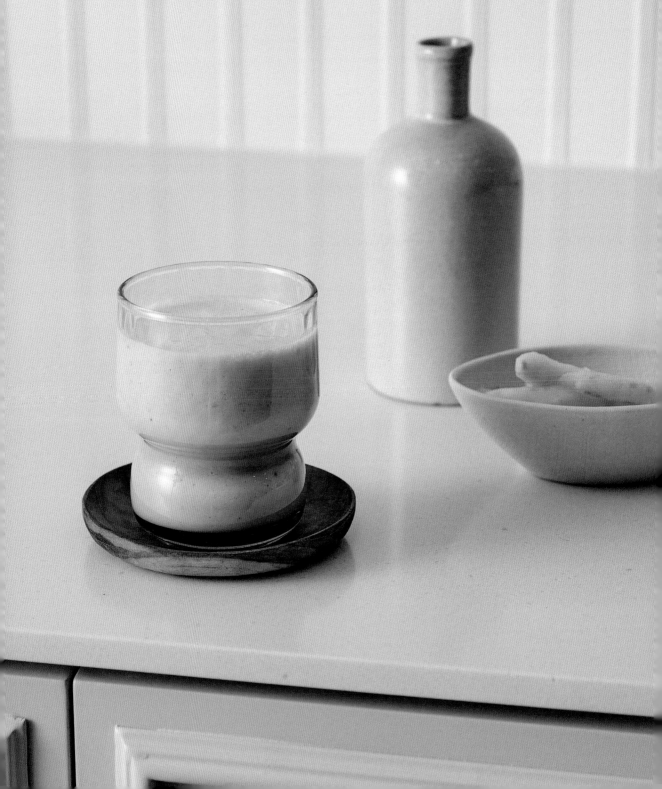

더덕 밀크

1인분 칼로리 185kcal / 단백질 5g

재료 _ 2인분

더덕·바나나 100g씩　　　　　올리브오일 3g(1/4큰술)

떠먹는 플레인 요구르트 100g　　소금 조금

우유 100g

물 40mL

올리고당 15g(2/3큰술)

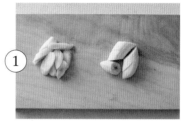

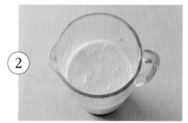

만들기

1　더덕과 바나나는 껍질을 벗기고 어슷하게 썬다.

　　tip 더덕은 껍질 벗기기가 까다로운 편인데, 솔로 흙을 털어내고 물에 10분 정
　　도 담가 껍질을 불린 뒤 필러로 벗기면 쉬워요. 손질할 때 진액이 많이 나오는
　　데 손에 묻으면 가려울 수도 있어 위생장갑을 끼는 게 좋습니다.

2　준비한 재료를 모두 믹서에 넣어 곱게 간다.

　　tip 더덕의 향이 너무 강하다고 생각될 때는 더덕의 양을 줄이고 바나나를 늘
　　리세요. 더덕 대신 마를 넣어도 좋아요.

연두부는 두부의 영양을 그대로 섭취하면서 더 부드럽게 즐길 수 있는 식품이에요. 과즙이 많은 과일과 같이 갈면 두부가 들어간 지도 모를 정도로 아주 곱게 으깨어지기 때문에 영양 주스의 재료로 좋습니다. 귤 역시 맛이 부드럽고 위에 부담도 적어 환자를 위한 주스 재료로 추천합니다.

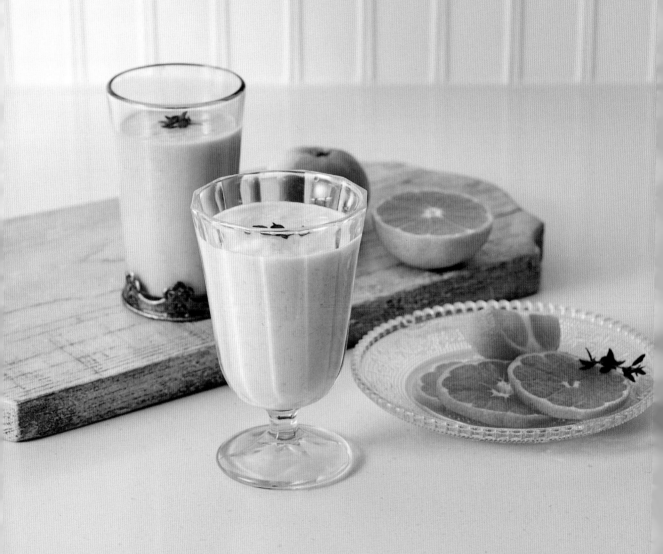

연두부 귤주스

1인분 칼로리 **83**kcal / 단백질 **4**g

재료 _ 2인분

귤 260g
연두부 130g
소금 조금

만들기

1 착즙기로 귤즙을 짜낸다.

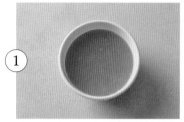

2 믹서에 귤즙과 연두부, 소금을 넣어 먹기 좋게 간다.

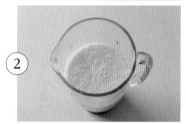

 tip 기호나 계절에 따라 홍시, 자몽 등의 과일로도 만들어보세요.

우유는 칼슘과 단백질이 풍부한 완전식품이에요. 여기에 즉석에서 갈아낸 검은깨를 섞어 고소한 맛과 영양을 더했습니다. 검은깨에 들어있는 항산화성분과 불포화지방산 등을 함께 섭취할 수 있는 건강 음료지요. 연두부는 부드럽고 특유의 향도 적어 칼슘과 단백질을 보충해야 할 때 더하면 좋습니다.

홈메이드 검은깨 우유

1인분 칼로리 251kcal / 단백질 11g

재료 _ 2인분

검은깨 40g
연두부 40g
우유 400g
소금 조금

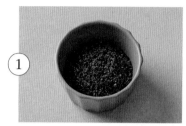

만들기

1 검은깨는 커피 원두를 가는 그라인더로 곱게 간다.

   tip 일반 믹서로는 깨가 곱게 갈리지 않을 수 있어요. 커피 그라인더가 없으면
   시판 검은깻가루를 이용해도 좋습니다.

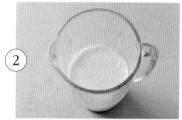

2 우유와 연두부를 믹서에 넣어 곱게 간다.

3 ②의 우유에 갈아둔 검은깨와 소금을 넣고 먹기 좋은 정도로 조
   금 더 간다.

   tip 우유를 소화하기 이려운 사람은 무가당 두유로 만드세요.

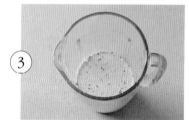

우유 없이 아몬드를 갈아서 만들어 유당불내증이 있어 우유를 잘 소화하지 못하는 사람들에게 좋은 간식이에요. 당뇨병이 있는 사람들에게도 추천합니다. 아몬드는 항산화 물질인 비타민 E와 셀레늄이 풍부해 항암식품으로 꼽힐 뿐 아니라 식이섬유와 비타민 B군, 오메가3 지방산도 듬뿍 들어있어요.

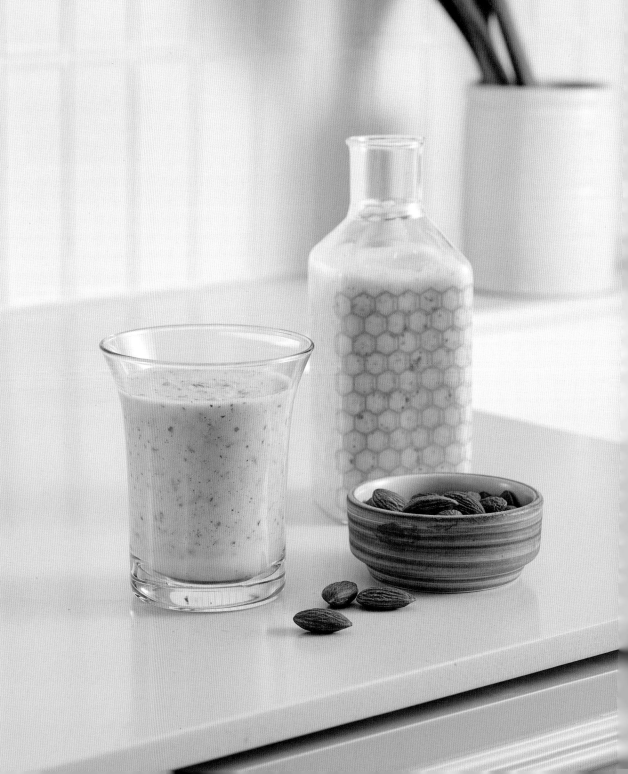

아몬드 밀크

1인분 칼로리 261kcal / 단백질 9g

재료 _ 2인분

불린 아몬드 130g

올리고당 10g(1/2큰술)

소금 조금

물 270mL

만들기

1 아몬드는 물에 8시간 정도 충분히 불린다.

2 불린 아몬드, 올리고당, 소금, 물을 믹서에 넣어 곱게 간다.

3 물의 양을 조절해가며 원하는 농도를 맞춘다.

  tip 그대로 마시면 아몬드의 영양을 다 섭취할 수 있어 가장 좋지만, 환자의 상
  태나 기호에 따라 면포에 한 번 걸러서 마시는 것도 괜찮아요.

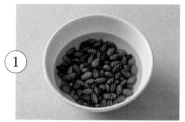

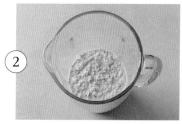

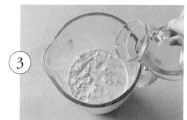

+ 영양·상담실 Q & A # 암의 종류와 증세에 따른 맞춤 처방

case 1 위암 + 설사 ▥▶ **조금씩 자주 먹는다**

Q 위암 3기 진단을 받은 55세 남성입니다. 위전절제 수술 후 항암치료를 받고 있는데, 설사가 계속되고 그러다 보니 체중도 줄고 있습니다. 수술 부작용을 이길 수 있는 식이요법을 알려주세요.

A 위암 수술 뒤에 설사가 오는 원인은 다양해요. 너무 많이, 너무 빨리 먹으면 설사를 할 수 있고, 당분이 많은 음식이나 기름기가 많은 음식, 맵고 짠 음식, 찬 음식 등을 먹었을 때도 설사하기 쉽습니다. 위암 수술 뒤에는 천천히 여러 번 씹어야 하며, 한 번에 과식하지 말고 조금씩 자주 먹는 것이 좋습니다.

case 2 위암 + 빈혈 ▥▶ **철분과 비타민 B₁₂를 섭취한다**

Q 71세 남성인데, 위암 2기 진단을 받고 위아전절제술을 받았습니다. 이후 혈액검사에서 빈혈 진단이 나오고 있어 영양관리 요령이 궁금합니다.

A 위에서 분비하는 위산은 철분 흡수를 촉진하는데, 위아전절제나 위전절제를 하고 나면 위액 분비가 부족해져 철결핍빈혈이 나타나곤 합니다. 이 때문에 철분제를 복용하거나 철분제 주사를 맞거나 육류와 어패류, 진한 녹색 채소 같은 철분 급원 식품을 충분히 먹어야 합니다.

이 밖에 거대적아구성빈혈 증세가 나타나기도 합니다. 위에서는 비타민 B₁₂의 흡수에 필요한 내인자라는 물질을 생산하는데, 수술 후 내인자 결핍이 일어나면 비타민 B₁₂도 부족해질 수밖에 없습니다. 비타민 B₁₂는 세포의 대사에 관계하는 중요한 영양소로, 결핍될 경우 피곤함, 무기력감, 기억력 감소 등의 증상이 나타날 수 있어 반드시 충분히 공급해야 합니다. 비타민 B₁₂가 풍부한 육류, 가금류, 어패류를 많이 먹고, 정기적으로 비타민 B₁₂ 혈중 농도를 검사하는 게 중요합니다.

case 3 갑상샘암 + 방사성요오드 치료 Ⅲ▶ **요오드를 제한한다**

Q 갑상샘암 수술 후 방사선치료를 앞둔 42세 여성입니다. 주치의가 저요오드 식이요법을 하라고 하는데, 구체적으로 어떤 식이요법을 해야 할까요?

A 방사성요오드 치료 효과를 보려면 갑상샘암 조직에 방사성요오드가 잘 흡수되어야 하는데, 이를 위해서는 치료 전에 꼭 저요오드 식사를 해야 합니다. 음식을 통해 흡수된 요오드가 방사성요오드의 체내 흡수를 방해할 수 있기 때문이에요.

요오드를 제한하는 식사는 치료를 받기 약 2주 전에 시작해 치료 후 5~7일째까지 계속하는 것이 바람직합니다. 요오드는 미역, 김, 다시마, 파래 등의 해조류를 비롯한 해산물에 풍부하고 천일염 등에도 다량 들어있으므로 이런 식품을 제한하는 것이 좋습니다. 또한 외식을 삼가고 가공식품도 피하세요.

case 4 갑상샘암 + 팔다리 저림 Ⅲ▶ **칼슘을 보충한다**

Q 51세 남성으로 갑상샘암을 진단받아 수술했습니다. 수술 후 팔다리 저림 증세가 계속되고 있는데, 어떤 식이요법이 도움 될까요?

A 갑상샘암 수술 후 팔다리가 저리는 증상은 부갑상샘의 기능 저하와 관련이 있어요. 부갑상샘은 혈중 칼슘 농도를 적절히 유지하는 기능을 하는데, 그 기능이 손상되면 혈중 칼슘 농도가 낮아지고 체내 칼슘이 부족해져 근육이 경련을 일으키는 강직 증세가 나타나게 됩니다. 부갑상샘기능저하증이 발생해 칼슘 수치가 떨어지면 칼슘이 많이 들어있는 음식을 먹는 것이 좋아요. 칼슘 급원 식품으로는 유제품, 뼈째 먹는 생선, 두부 등이 있습니다.

case 5 폐암 + 상황버섯 요법 ➠ 민간요법 대신 골고루 먹는다

Q 폐암 2기 진단을 받고 수술 후 항암치료 중인 76세 남성을 간호하고 있습니다. 암에 좋다고 알려진 상황버섯 우린 물을 마시게 하면 호전될 수 있을까요?

A 항암치료 중에 특별히 조심해야 할 음식은 없지만, 민간요법으로 추천되는 건강보조식품이나 약물은 주의해야 해요. 민간요법의 경우 대부분 그 작용이나 효능에 대한 과학적인 자료가 없다 보니 항암치료와 병용했을 때 어떠한 상호작용을 할지 알 수 없고, 독성을 유발하는 사례가 나올 수도 있습니다.

민간요법에 의지하기보다는 균형 잡힌 식사를 해보세요. 여러 가지 음식을 골고루 섭취해 칼로리와 단백질, 비타민과 미네랄 등을 충분히 공급하는 것이 가장 안전하고 좋은 식사법입니다.

case 6 폐암 + 치아가 약한 경우 ➠ 잘 먹을 수 있는 방법으로 식사한다

Q 56세 여성인데 폐암 3기입니다 치아의 문제로 음식을 먹기가 힘들어서 음식을 갈아먹는데 영양상으로 괜찮을까요?

A 음식을 갈아 먹으면 영양소가 좀 더 파괴되어 그냥 먹는 것에 비해 덜 섭취하게 되는 단점이 있지만, 영양소를 흡수하는 데는 오히려 도움이 된다는 이점이 있어요. 어떤 형태로든 잘 먹는 게 가장 중요하므로 최대한 잘 먹을 수 있는 방법으로 식사하는 게 좋습니다. 식사하기가 어려우면 단백질 제제와 같은 보충 음료를 활용하는 방법도 있습니다.

case 7 대장암 + 체중 증가 ➡ 규칙적으로 운동하고 식이섬유를 섭취한다

Q 46세 남성입니다. 1년 전 건강검진에서 대장암 1기 진단이 나와 내시경적절제술을 받고 항암치료도 했는데, 치료 이후 체중이 늘고 있어 걱정입니다.

A 대장암 치료 후 체중이 느는 사람들이 많습니다. 암 치료 중에는 충분한 영양 섭취가 우선이지만, 수술이나 항암 화학요법이 끝나고 1년쯤 지났다면 영양 섭취 못지않게 체중 관리도 중요합니다. 체중 증가는 대장암의 재발과 그로 인한 사망의 위험도를 높이기 때문이지요.

대장암 치료 후의 체중은 치료 전 체중과 비슷하게 유지하는 게 좋습니다. 지나친 칼로리 섭취를 삼가고, 규칙적인 운동과 활발한 신체 활동을 하는 게 바람직합니다. 또 동물성 지방의 섭취와 음주는 제한해야 합니다. 대신 신선한 채소와 과일을 먹어 식이섬유의 섭취를 늘리세요.

case 8 대장암 + 우울감 ➡ 식사 분위기를 바꿔본다

Q 환자가 대장암 진단을 받고 우울감에 식사를 거부하고 있습니다. 여든이 넘은 고령이기에 식사 거부로 인한 영양부족이 몹시 우려됩니다.

A 암으로 인한 공포나 우울감으로 식욕이 없거나 식사를 거부하는 환자들이 종종 있어 안타깝습니다. 이때는 억지로 강요하지 말고 환자 스스로 먹을 수 있게끔 도와야 합니다. 조금씩 자주 먹을 수 있도록 챙기고, 식사 시간에 얽매이지 않고 몸 상태가 좋을 때 먹을 수 있도록 배려하세요. 간식을 가까이 놓아두어 언제든 식욕이 생길 때 쉽게 먹을 수 있게 하는 것도 좋은 방법입니다.

식사하는 시간, 장소, 분위기 등에 변화를 주는 방법도 있습니다. 음악을 틀거나 식탁보, 그릇 등을 바꾸면 한결 기분 전환이 될 것입니다.

case 9 전립샘암 + 검은콩 요법 ▥▶ **다양한 음식을 먹는다**

Q 전립샘암 3기 판정을 받은 71세 남성입니다. 남성호르몬 억제 치료 중 검은콩이 효과가 좋다고 해서 열심히 챙겨 먹다 보니 너무 많이 먹은 것 같은데 괜찮을까요?

A 콩류가 남성호르몬 감소에 효과가 있다는 많은 연구 결과들이 알려지면서 전립샘암 투병 중에 콩만 편중해 섭취하는 환자들이 종종 있습니다. 특히 검은콩의 경우, 콩 자체의 영양 성분은 다른 콩들과 큰 차이가 없으나 검은색 껍질에 아미노산과 항암에 좋은 성분인 안토시아닌 등이 다른 콩보다 풍부해 큰 인기가 있습니다.

하지만 한 번에 많은 양의 콩을 먹는 것은 영양 불균형으로 이어질 수 있습니다. 검은콩뿐 아니라 암에 좋다는 다른 식품도 마찬가지입니다. 특정 식품이나 영양소에 편중하면 일부 영양소는 과잉 상태가 되고 다른 중요한 영양소와 전체 칼로리는 부족한 상태가 되어 오히려 환자에게 나쁜 영향을 미치게 됩니다. 다양한 음식을 골고루 먹어 충분한 칼로리와 단백질, 비타민, 미네랄을 섭취해야 좋은 영양 상태를 유지할 수 있다는 것을 꼭 기억하세요.

case 10 전립샘암 + 체중 감소 ▥▶ **조리법을 달리해 식욕을 자극한다**

Q 61세 남자입니다. 전립샘암 2기 진단 후 치료 중인데 계속 체중이 줄고 있습니다. 체중을 늘릴 수 있는 좋은 방법이 있다면 알려주세요.

A 암 치료 중에 몸무게가 줄어드는 일이 적지 않은데, 체중 감소는 환자를 허약하게 만들고 암에 대한 저항력과 치료 효과도 떨어뜨려 주의해야 합니다. 이를 예방하기 위해 칼로리와 단백질 등을 충분히 섭취하는 것이 좋습니다. 여러 가지 방법으로 식욕을 자극하고 간식을 활용해 먹는 양을 늘려야 합니다. 조리법을 달리해 음식에 변화를 주는 것도 입맛을 돌아오게 하는 방법입니다. 예를 들어 입맛이 쓰고 고기가 싫어지면 고기를 과일주스에 담그거나 과일 통조림과 함께 조리해보세요.

case 11 지방간 + 간암 진행 위험 ➠ 적게 먹고 금주한다

Q 33세 남성으로 건강검진 중 지방간 소견이 보여 치료를 앞두고 있습니다. 지방간에서 간암으로 진행될까 봐 걱정인데, 그런 일이 없도록 예방해줄 식품이 없을까요?

A 당뇨병이나 비만에 의한 지방간은 과식과 관련이 깊으므로 적게 먹는 생활습관을 들이는 것이 중요합니다. 예를 들어 식후에 과일을 먹을 계획이라면 당분 섭취가 지나치지 않도록 식사 중에 탄수화물이 든 음식을 적게 먹는 것이 좋습니다. 이런 식으로 식사할 때마다 영양소와 칼로리의 균형에 주의를 기울이세요.

술은 제한하는 것이 정답입니다. 알코올 대사는 간에서 이루어지므로 술을 마시면 그만큼 간의 부담이 커지고 그로 인해 간 기능이 떨어질 수 있습니다. 게다가 술은 암 발생을 억제하는 면역기능도 떨어뜨리기 때문에 반드시 멀리해야 합니다.

oooo 12 간암 + 포도주 요법 ➠ 금주가 필수다

Q 41세 여성입니다. 간암 초기로 진단받았고, 두 달 전에 간절제술을 했습니다. 현재 요양 중인데 포도주를 매일 한 잔씩 마시면 건강에 좋다는 얘기를 듣고 사실인지 문의드립니다.

A 프랑스의 한 역학조사에서 포도주를 매일 조금 마시는 사람들에게서 허혈성 심장질환 발생률이 낮다고 보고된 바가 있습니다. 그렇지만 이것에 대해 의학적으로 이견도 많은 데다 무엇보다 간암과는 관련이 없다는 점에 주목하세요. 자칫 심장병을 예방하려다 되려 간암이 악화할 위험이 너무 큽니다. 간에 이로운 술이란 없습니다.

술은 영양적 가치가 없으며, 다른 영양소에 비해 흡수가 빠르고 다량 섭취할 경우 중독을 일으키기 쉽습니다. 게다가 입맛을 떨어뜨리는가 하면, 영양소의 소화 흡수를 방해해 영양 불균형 상태를 초래하기도 합니다. 한마디로 건강을 악화시키는 식품이라고 할 수 있겠습니다.

case 13 유방암 + 채식 요법 ➠ **충분한 영양 섭취가 중요하다**

Q 유방 보존적 절제술을 받은 35세 유방암 1기 환자입니다. 진단 전에 고기를 많이 먹었던 것이 원인으로 생각되어 재발 예방 차원에서 채식을 해보고 있습니다. 최근 들어 채식이 건강 유지에 좋지 않다는 이야기도 자주 나오는데, 계속 시도해야 할까요?

A 육류에 있는 동물성 지방을 많이 먹으면 몸에 나쁘다는 것은 암에 걸리기 전에 강조되는 사항이에요. 비만을 피하고 이상적인 체중을 유지해 건강을 지키라는 의미입니다. 이미 암에 걸린 사람이 동물성 지방을 먹는다고 해서 암이 악화하거나 재발하는 것은 아니에요.

암 수술과 치료 중에는 무엇보다 체력이 중요하기 때문에 되도록 충분한 영양을 섭취하는 것이 더 중요합니다. 치료를 받다 보면 체력 소모가 심해 체중이 급격히 줄어드는 일도 흔하므로 고단백 식품을 충분히 먹어 정상 체중을 유지할 수 있도록 신경 쓰세요. 쇠고기, 돼지고기, 닭고기와 같은 육류를 충분히 섭취하는 것이 암 치료에 도움이 됩니다.

case 14 유방암 + 항호르몬 치료 ➠ **에스트로겐 섭취를 줄인다**

Q 39세 여성으로 유방암 수술 후 항호르몬 치료를 받을 예정입니다. 향후 항호르몬 치료를 할 때 제한되는 식품이나 식단 구성 원칙이 있다면 알고 싶습니다.

A 유방암의 항호르몬 치료를 진행하는 경우, 식물성 에스트로겐의 과도한 섭취는 치료에 나쁜 영향을 줄 수 있어 제한이 필요합니다. 식물성 에스트로겐이 많이 들어있는 식품은 갱년기 여성에게 좋다고 알려진 식품들과 같아서 기억하기 쉽습니다. 두부, 청국장, 나토, 두유 등 콩을 주성분으로 하는 식품과 석류, 아마씨, 칡, 당귀, 들깨 등이 해당합니다.

식물성 에스트로겐이 많이 함유된 식품이라고 해서 절대적으로 금하는 것은 아닙니다. 몇 가지 주의점만 지키면 되는데, 첫째 한 번에 너무 많이 먹지 말 것, 둘째 한두 가지 특정 식품을 장기간 먹지 말 것, 셋째 농축된 즙이나 환 같은 약제는 지양할 것 등입니다.

만일 두부를 먹는다면, 두부 1/5모(80g)에 나물 반찬을 곁들여 식단을 구성해보세요. 두부 반찬을 먹지 않은 날은 간식으로 두유 1잔(200mL)을 마셔도 괜찮습니다. 다만 매끼 두부를 먹는다거나 날마다 콩가루를 탄 물을 마시는 등 한 가지 식품을 장기간 먹는 것은 꼭 피해야 합니다. 여러 번 강조했듯이 다양한 반찬과 함께 균형 잡힌 식사를 하는 것이 중요합니다.

case 15 난소암 + 면역력 저하 ▶ 상태에 맞춰 골고루 또는 익혀 먹는다

Q 난소암 수술 후 항암치료 중인 30대 여성입니다. 항암치료를 하면서 면역력이 떨어진다는 얘기를 많이 듣는데, 면역력을 높이는 음식은 어떤 것들이 있을까요?

A 항암치료 중 면역력 저하는 자주 발생하는 부작용 중 하나입니다. 환자의 면역력 수치가 너무 낮은 경우, 필요에 따라 날 음식을 제외한 면역식이 권장되기도 합니다. 하지만 일반적으로 면역력을 높이는 식사와 임상적으로 낮아진 면역력을 회복시키는 식사는 엄밀히 차이가 있어 주의해야 합니다. 일반적인 면역력 증강 식단이 필요한 것인지, 면역력 저하가 있어 면역식이 필요한 상황인지 주치의에게 확인받을 필요가 있습니다.

일반적인 면역력 증강 식단은 무엇보다 고른 영양 섭취가 핵심입니다. 면역력에 가장 큰 영향을 미치는 영양소는 어육류군에서 얻을 수 있는 단백질이지만, 섭취한 단백질이 체내에 잘 흡수되려면 비타민과 미네랄의 역할이 중요하므로 이러한 영양소가 풍부한 채소와 과일을 먹는 것 역시 중요합니다.

이와 다르게 현재 면역력이 많이 떨어진 상태라면 모든 음식을 익혀 먹어 음식이 면역계를 자극하지 않도록 해야 합니다. 회나 육회 같은 날 음식뿐 아니라 생채소, 생과일 등도 제한합니다. 과일은 멸균 포장된 통조림 과일, 한 번 끓였다가 식힌 주스 등으로 대체하고, 식사 전에 반찬 등 모든 음식을 가열해 조리했는지 확인합니다.

• 요리

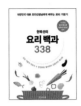

대한민국 대표 요리선생님에게 배우는 요리 기본기
한복선의 요리 백과 338

칼 다루기부터 썰기, 계량하기, 재료를 손질·보관하는 요령까지 요리의 기본을 확실히 잡아주고 국·찌개·구이·조림·나물 등 다양한 조리법으로 맛 내는 비법을 알려준다. 매일 반찬부터 별식까지 웬만한 요리는 다 들어있어 매일매일 집에서 맛있는 식사를 즐길 수 있다.

한복선 지음 | 352쪽 | 188×254mm | 22,000원

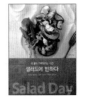

내 몸이 가벼워지는 시간
샐러드에 반하다

한 끼 샐러드, 도시락 샐러드, 저칼로리 샐러드, 곁들이 샐러드 등 쉽고 맛있는 샐러드 레시피 64가지를 소개한다. 각 샐러드의 전체 칼로리와 드레싱 칼로리를 함께 알려줘 다이어트에도 도움이 된다. 다양한 맛의 45가지 드레싱 등 알찬 정보도 담았다.

장연정 지음 | 184쪽 | 210×256mm | 14,000원

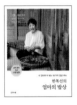

그대로 따라 하면 엄마가 해주시던 바로 그 맛
한복선의 엄마의 밥상

일상 반찬, 찌개와 국, 별미 요리, 한 그릇 요리, 김치 등 웬만한 요리 레시피는 다 들어있어 기본 요리 실력 다지기부터 매일 밥상 차리기까지 이 책 한 권이면 충분하다. 누구든지 그대로 따라 하기만 하면 엄마가 해주시던 바로 그 맛을 낼 수 있다.

한복선 지음 | 312쪽 | 188×245mm | 16,800원

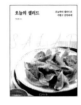

오늘부터 샐러드로 가볍고 산뜻하게
오늘의 샐러드

한 끼 식사로 손색없는 샐러드를 더욱 알차게 즐기는 방법을 소개한다. 과일채소, 곡물, 해산물, 육류 샐러드로 구성해 맛과 영양을 다 잡은 맛있는 샐러드를 집에서도 쉽게 먹을 수 있다. 45가지 샐러드에 어울리는 다양한 드레싱을 소개하고, 12가지 기본 드레싱을 꼼꼼히 알려준다.

박선영 지음 | 128쪽 | 150×205mm | 10,000원

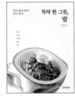

맛있는 밥을 간편하게 즐기고 싶다면
뚝딱 한 그릇, 밥

덮밥, 볶음밥, 비빔밥, 솥밥 등 별다른 반찬 없이도 맛있게 먹을 수 있는 한 그릇 밥 76가지를 소개한다. 한식부터 외국 음식까지 메뉴가 풍성해 혼밥으로 별식으로, 도시락으로 다양하게 즐길 수 있다. 레시피가 쉽고, 밥 짓기 등 기본 조리법도 알찬 정보도 가득하다.

장연정 지음 | 216쪽 | 188×245mm | 16,800원

먹을수록 건강해진다!
나물로 차리는 건강밥상

생나물, 무친나물, 볶음나물 등 나물 레시피 107가지를 소개한다. 기본 나물부터 토속 나물까지 다양한 나물반찬과 비빔밥, 김밥, 파스타 등 나물로 만드는 별미요리를 담았다. 메뉴마다 영양과 효능을 소개하고, 월별 제철 나물, 나물요리의 기본요령도 알려준다.

리스컴 편집부 | 160쪽 | 188×245mm | 12,000원

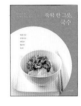

입맛 없을 때, 간단하고 맛있는 한 끼
뚝딱 한 그릇, 국수

비빔국수, 국물국수, 볶음국수 등 입맛 살리는 국수 63가지를 담았다. 김치비빔국수, 칼국수 등 누구나 좋아하는 우리 국수부터 파스타, 미고렝 등 색다른 외국 국수까지 메뉴가 다양하다. 국수 삶기, 국물 내기 등 기본 조리법과 함께 먹으면 맛있는 밑반찬도 알려준다.

장연정 지음 | 200쪽 | 188×245mm | 16,800원

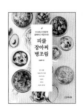

더 오래, 더 맛있게 홈메이드 저장식 60
피클 장아찌 병조림

맛있고 건강한 홈메이드 저장식을 알려주는 레시피북. 기본 피클, 장아찌부터 아보카도장이나 낙지장 등 요즘 인기 있는 레시피까지 모두 수록했다. 제철 재료 캘린더, 조리 팁까지 꼼꼼하게 알려줘 요리

손성희 지음 | 176쪽 | 188×235mm | 18,000원

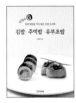

한입에 쏙, 맛과 영양을 가득 담은 간편 도시락
김밥 주먹밥 유부초밥

맛있고 영양 많고 한입에 먹기 편한 김밥, 주먹밥, 유부초밥. 도시락, 간식으로 준비하기에 이보다 더 좋은 게 없다! 밥 양념하기, 속재료 준비하기부터 김밥 말기, 주먹밥 모양내기, 유부초밥 토핑하기까지 50가지 메뉴의 모든 테크닉을 꼼꼼하게 알려준다.

지선아 지음 | 144쪽 | 188×230mm | 16,800원

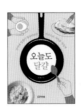

만약에 달걀이 없었더라면 무엇으로 식탁을 차릴까
오늘도 달걀

값싸고 영양 많은 완전식품 달걀을 더 맛있게 즐길 수 있는 달걀 요리 레시피북. 가벼운 한 끼부터 든든한 별식, 밥반찬, 간식과 디저트, 음료까지 맛있는 달걀 요리 63가지를 담았다. 레시피가 간단하고 기본 조리법과 소스 등도 알려줘 누구나 쉽게 만들 수 있다..

손성희 지음 | 136쪽 | 188×245mm | 14,000원

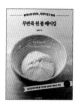

볼 하나로 간단히, 치대지 않고 쉽게

무반죽 원 볼 베이킹

누구나 쉽게 맛있고 건강한 빵을 만들 수 있도록 돕는
책. 61가지 무반죽 레시피와 전문가의 Tip을 담았다.
이제 힘든 반죽 과정 없이 볼과 주걱만 있어도 집에서
간편하게 빵을 구울 수 있다. 초보자에게도, 바쁜 사람
에게도 안성맞춤이다.

고상진 지음 | 248쪽 | 188×245mm | 20,000원

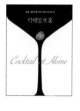

혼술·홈파티를 위한 칵테일 레시피 85

칵테일 앳 홈

인기 유튜버 리니비니가 요즘 바에서 가장 인기 있고, 유
튜브에서 많은 호응을 얻은 칵테일 85가지를 소개한다.
모든 레시피에 맛과 도수를 표시하고 베이스 술과 도구,
사용법까지 꼼꼼하게 담아 칵테일 초보자도 실패 없이
맛있는 칵테일을 만들 수 있다.

리니비니 지음 | 208쪽 | 146×205mm | 18,000원

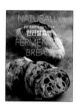

천연 효모가 살아있는 건강빵

천연발효빵

맛있고 몸에 좋은 천연발효빵을 소개한 책. 홈 베이킹
을 넘어 건강한 빵을 찾는 웰빙족을 위해 과일, 채소,
곡물 등으로 만드는 천연발효종 20가지와 천연발효종
으로 굽는 건강빵 레시피 62가지를 담았다. 천연발효
빵 만드는 과정이 한눈에 들어오도록 구성되었다.

고상진 지음 | 328쪽 | 188×245mm | 19,800원

술자리를 빛내주는 센스 만점 레시피

술에는 안주

술맛과 분위기를 최고로 끌어주는 64가지 안주를 술자
리 상황별로 소개했다. 누구나 좋아하는 인기 술안주, 부
담 없이 즐기기에 좋은 가벼운 안주, 식사를 겸할 수 있
는 든든한 안주, 홈파티 분위기를 살려주는 폼나는 안주,
굽기만 하면 되는 초간단 안주 등 5개 파트로 나누었다.

장연정 지음 | 152쪽 | 151×205mm | 13,000원

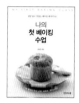

정말 쉽고 맛있는 베이킹 레시피 54

나의 첫 베이킹 수업

기본 빵부터 쿠키, 케이크까지 초보자를 위한 베이킹
레시피 54가지. 바삭한 구키와 담백한 스콘, 다양한 머
핀과 파운드케이크, 폼나는 케이크와 타르트, 누구나
좋아하는 빵까지 모두 담겨 있다. 베이킹을 처음
시작하는 사람에게 안성맞춤이다.

고상진 지음 | 210쪽 | 188×245mm | 16,800원

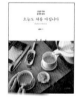

건강한 약차, 향긋한 꽃차

오늘도 차를 마십니다

맛있고 향긋하고 몸에 좋은 약차와 꽃차 60가지를 소개
한다. 각 차마다 효능과 마시는 방법을 알려줘 자신에게
맞는 차를 골라 마실 수 있다. 차를 더 효과적으로 마실
수 있는 기본 정보와 다양한 팁도 담아 누구나 향기롭고
건강한 차 생활을 즐길 수 있다.

김달래 감수 | 200쪽 | 188×245mm | 15,000원

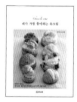

부드럽고 달콤하고 향긋한 8×8가지의 슈와 크림

내가 가장 좋아하는 슈크림

누구나 좋아하는 부드러운 슈크림 레시피북. 기본 슈크
림부터 화려하고 고급스러운 슈 과자 레시피까지 이 책
한 권에 모두 담았다. 레시피마다 20컷 이상의 자세한
과정사진이 들어가 있어 그대로 따라 하기만 하면 초보
자도 향긋하고 부드러운 슈크림을 만들 수 있을 것이다.

후쿠다 준코 지음 | 144쪽 | 188×245mm | 13,000원

소문난 레스토랑의 맛있는 비건 레시피 53

오늘, 나는 비건

소문난 비건 레스토랑 11곳을 소개하고, 그곳의 인기 레
시피 53가지를 알려준다. 파스타, 스테이크, 후무스, 버
거 등 맛있고 트렌디한 비건 메뉴를 다양하게 담았다. 레
스토랑에서 맛보는 비건 요리를 셰프의 레시피 그대로
집에서 만들어 먹을 수 있다.

김홍미 지음 | 204쪽 | 188×245mm | 15,000원

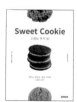

예쁘고, 맛있고, 정성 가득한 나만의 쿠키

스위트 쿠키 50

베이킹이 처음이라면 쿠키부터 시작해보자. 재료를 섞
고, 모양내고, 굽기만 하면 끝! 버터쿠키, 초콜릿쿠키, 팬
시쿠키, 과일쿠키, 스파이시쿠키, 너트쿠키 등으로 나눠
예쁘고 맛있고 만들기 쉬운 쿠키 만드는 법 50가지와 응
용 레시피를 소개한다.

스테이시 아디만도 지음 | 144쪽 | 188×245mm | 13,000원

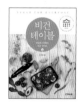

맛있게 시작하는 비건 라이프

비건 테이블

누구나 쉽게 맛있는 채식을 시작할 수 있도록 돕는 비건
레시피북. 요즘 핫한 스무디볼부터 파스타, 햄버그스테
이크, 아이스크림까지 88가지 맛있고 다양한 비건 요리
를 소개한다. 건강한 식단 비건 구성법, 자주 쓰이는 재
료 등 채식을 시작하는 데 필요한 정보도 담겨있다.

소나영 지음 | 200쪽 | 188×245mm | 15,000원

• 취미 | 인테리어

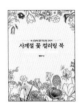

뇌 건강에 좋은 꽃그림 그리기
사계절 꽃그림 컬러링 북
꽃그림을 색칠하며 뇌 건강을 지키는 컬러링 북. 컬러링은 인지 능력을 높이기 때문에 시니어들의 뇌 건강을 지키는 취미로 안성맞춤이다. 이 책은 색연필을 사용해 누구나 쉽고 재미있게 색칠할 수 있다. 꽃그림을 직접 그려 선물할 수 있는 포스트 카드도 담았다.

정은희 지음 | 96쪽 | 210×265mm | 13,000원

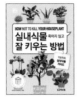

119가지 실내식물 가이드 양장
실내식물 죽이지 않고 잘 키우는 방법
반려식물로 삼기 적합한 119가지 실내식물의 특징과 환경, 적절한 관리 방법을 알려주는 가이드북. 식물에 대한 정보를 위치, 빛, 물과 영양, 돌보기로 나누어 보다 자세하게 설명한다. 식물을 키우며 겪을 수 있는 여러 문제에 대한 해결책도 제시한다.

베로니카 피어리스 지음 | 144쪽 | 150×195mm | 16,000원

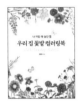

나 어릴 때 놀던 뜰
우리 집 꽃밭 컬러링북
'아빠하고 나하고 만든 꽃밭에, 채송화도 봉숭아도 한창입니다…' 마당 한가운데 동그란 꽃밭, 그 안에 올망졸망 자리 잡은 백일홍, 봉숭아, 샐비어, 분꽃, 붓꽃, 채송화, 과꽃, 한련화… 어릴 적 고향 집 뜰에 피던 추억의 꽃들을 색칠하며 그 시절로 돌아가 보자.

정은희 지음 | 96쪽 | 210×265mm | 14,000원

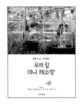

화분에 쉽게 키우는 28가지 인기 채소
우리 집 미니 채소밭
화분 둘 곳만 있다면 집에서 간단히 채소를 키울 수 있다. 이 책은 화분 재배 방법을 기초부터 꼼꼼하게 가르쳐준다. 화분 준비부터 키우는 방법, 병충해 대책까지 쉽고 자세하게 설명하고, 수확량을 늘리는 비결에 대해서도 친절하게 알려준다. 그대로 따라 하기만 하면 실패할 걱정이 없다.

후지타 사토시 지음 | 96쪽 | 188×245mm | 13,000원

여행에 색을 입히다
꼭 가보고 싶은 유럽 컬러링북
아름다운 유럽의 풍경 28개를 색칠하는 컬러링북. 초보자도 다루기 쉬운 색연필을 사용해 누구나 멋진 작품을 완성할 수 있다. 꿈꿔왔던 여행을 상상하고 행복했던 추억을 떠올리며 색칠하다 보면 편안하고 따뜻한 힐링의 시간을 보낼 수 있다.

정은희 지음 | 72쪽 | 210×265mm | 13,000원

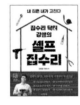

내 집은 내가 고친다
집수리 닥터 강쌤의 셀프 집수리
집 안 곳곳에서 생기는 문제들을 출장 수리 없이 내 손으로 고칠 수 있게 도와주는 책. 집수리 전문가이자 인기 유튜버인 저자가 25년 경력을 통해 얻은 노하우를 알려준다. 전 과정을 사진과 함께 자세히 설명하고, QR코드를 수록해 동영상도 볼 수 있다.

강태운 지음 | 272쪽 | 190×260mm | 22,000원

색칠하며 떠올리는 추억의 음식
한복선의 엄마의 밥상 컬러링북
비빔밥, 열무국수, 된장찌개 등 엄마가 차려주던 음식들을 색칠하며 따스한 추억을 떠올려보는 컬러링북. 색연필을 사용해 누구나 쉽게 완성할 수 있고, 힐링과 함께 뇌 건강도 지킬 수 있다. 요리연구가이자 시인인 저자의 음식 시도 수록되어 있다.

한복선 지음 | 80쪽 | 210×265mm | 14,000원

일상에서 벗어난 삶
오프 그리드 라이프
번잡한 도시에서 벗어나 자연에 독특한 집을 짓고 살아가는 사람들의 이야기. 세계 곳곳에서 자신의 속도대로 사는 사람들과 그들의 집을 250여 컷의 사진에 담았다. 나무 위의 집, 컨테이너 하우스, 천막집, 보트 하우스, 트레일러, 밴 등 다양한 주거 형태를 보여준다.

포스터 헌팅턴 지음 | 248쪽 | 178×229mm | 16,000원

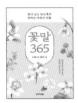

꽃과 같은 당신에게 전하는 마음의 선물
꽃말 365
365일의 탄생화와 꽃말을 소개하고, 따뜻한 일상 이야기를 통해 인생을 '잘' 살아가는 방법을 알려주는 책. 두 딸의 엄마인 저자는 꽃말과 함께 평범한 일상 속에서 소중함을 찾고 삶을 아름답게 가꿔가는 지혜를 전해준다. 마음에 닿는 하루 한 줄 명언도 담았다.

조서윤 지음 | 정은희 그림 | 392쪽 | 130×200mm | 16,000원

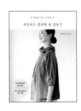

내 체형에 맞춘 사계절 옷
세련되고 편안한 옷 만들기
가벼운 면 원피스부터 따뜻한 울 바지와 코트까지 품이 넉넉해 편하면서도 날씬해 보이는 24가지 옷을 소개한다. 모든 작품의 실물 크기 패턴을 수록하고 일러스트와 함께 자세히 설명해 누구나 쉽게 따라 할 수 있다. 유행을 타지 않아 언제 어디서나 즐겨 입을 수 있다.

후지츠카 미키 지음 | 118쪽 | 210×257mm | 14,000원

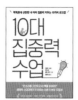

똑똑한데 산만한 내 아이 집중력 키우는 10가지 로드맵
10대 집중력 수업

"잔소리를 그만두고 이 책을 읽어라!" 이 책은 세계적 신경과학자가 안내하는 사춘기 바이블로 10년 동안 60만 부가 팔린 베스트셀러이다. 청소년 두뇌의 비밀에 과학적으로 접근, 실행능력을 키워 조절력과 독립심을 갖춘 아이로 키울 수 있게 해준다.

리처드 규어·펙 도슨·콜린 규어 지음 | 316쪽 | 18,000원

말 안 듣는 아들, 속 터지는 엄마
아들 키우기, 왜 이렇게 힘들까

20만 명이 넘는 엄마가 선택한 아들 키우기의 노하우. 엄마는 이해할 수 없는 남자아이의 특징부터 소리치지 않고 행동을 변화시키는 아들 맞춤 육아법까지. 오늘도 아들 육아에 지친 엄마들에게 '슈퍼 보육교사'로 소문난 자녀교육 전문가가 명쾌한 해답을 제시한다.

하라사카 이치로 지음 | 192쪽 | 143×205mm | 13,000원

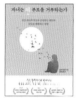

성인 자녀와 부모의 단절 원인과 갈등 회복 방법
자녀는 왜 부모를 거부하는가

최근 부모 자식 간 관계 단절 현상이 늘고 있다. 심리학자인 저자가 자신의 경험과 상담 사례를 바탕으로 그 원인을 찾고 해답을 제시한다. 성인이 되어 부모와 인연을 끊는 자녀들의 심리와, 그로 인해 고통받는 부모에 대한 위로, 부모와 사녀 간의 와애 빙밥이 넘서있다.

조슈아 콜먼 지음 | 328쪽 | 152×223mm | 16,000원

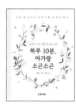

세상에서 가장 아름다운 태교 동화
하루 10분, 아가랑 소곤소곤

독서교육 전문가가 30여 년 동안 읽은 수천 권의 책 중에서 가장 아름다운 이야기 30여 편을 골라 모았다. 마음이 따뜻해지는 이야기, 재치 있고 삶의 지혜가 담긴 이야기, 가족 사랑과 인간애를 느낄 수 있는 이야기들이 가득하다. 태교를 위한 갖가지 정보도 알차게 담겨 있다.

박한나 지음 | 208쪽 | 174×220mm | 16,000원

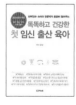

산부인과 의사가 들려주는 임신 출산 육아의 모든 것
똑똑하고 건강한 첫 임신 출산 육아

임신 전 계획부터 산후조리까지 현대의 임신부를 위한 똑똑한 임신 출산 육아 교과서. 20년 산부인과 전문의가 임신부들이 가장 궁금해하는 것과 꼭 알아야 것들을 알려준다. 계획 임신, 개월 수에 따른 엄마와 태아의 변화, 안전한 출산을 위한 준비 등을 꼼꼼하게 짚어준다.

김건오 지음 | 408쪽 | 190×250mm | 20,000원

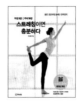

아침 5분, 저녁 10분
스트레칭이면 충분하다

몸은 튼튼하게 몸매는 탄력 있게 가꿀 수 있는 스트레칭 동작을 담은 책. 아침 5분, 저녁 10분이라도 꾸준히 스트레칭하면 하루하루가 몰라보게 달라질 것이다. 아침 저녁 동작은 5분을 기본으로 구성하고 좀 더 체계적인 스트레칭 동작을 위해 10분, 20분 과정도 소개했다.

박서희 지음 | 152쪽 | 188×245mm | 13,000원

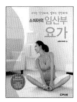

아기는 건강하게, 엄마는 날씬하게
소피아의 임산부 요가

임산부의 건강과 몸매 유지를 위해 슈퍼모델이자 요가 트레이너인 박서희가 제안하는 맞춤 요가 프로그램. 임신 개월 수에 맞춰 필요한 동작을 사진과 함께 자세히 소개하고, 통증을 완화하는 요가, 남편과 함께 하는 커플 요가, 회복을 돕는 산후 요가 등도 담았다.

박서희 지음 | 176쪽 | 170×220mm | 12,000원

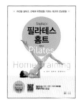

라인 살리고, 근력과 유연성 기르는 최고의 전신 운동
필라테스 홈트

필라테스는 자세 교정과 다이어트 효과가 매우 큰 신체 단련 운동이다. 이 책은 전문 스튜디오에 나가지 않고도 집에서 얼마든지 필라테스를 쉽게 배울 수 있는 방법을 알려준다. 난이도에 따라 15분, 30분, 50분 프로그램으로 구성해 누구나 부담 없이 시작할 수 있다.

박서희 지음 | 128쪽 | 215×290mm | 10,000원

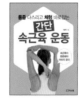

통증 다스리고 체형 바로잡는
간단 속근육 운동

통증의 원인은 속근육에 있다. 한의사이자 헬스 트레이너인 저자가 통증을 근본부터 해결하는 속근육 운동법을 알려준다. 마사지로 풀고, 스트레칭으로 늘이고, 운동으로 힘을 키우는 3단계 운동법으로, 통증 완화는 물론 나이 들어서도 아프지 않고 지낼 수 있는 건강관리법이다.

이용현 지음 | 156쪽 | 182×235mm | 12,000원

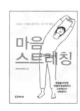

마음의 긴장을 풀어주는 30가지 방법
마음 스트레칭

불안이나 스트레스가 계속되면 긴장되고 마음이 굳어진다. 심리상담사가 30가지 상황별로 맞춤 처방을 내려준다. 뭉친 마음을 풀어 느긋하고 편안한 상태로 정돈하는 마음 스트레칭이다. 마음 스트레칭을 통해 긍정적이고 유연하며 자신감 있는 나를 만날 수 있다.

시모야마 하루히코 지음 | 184쪽 | 146×213mm | 13,000원

치료 효과 높이고 재발 막는 항암요리

암을 이기는
최고의 식사법

지은이 | 어메이징푸드
        (박현진 이현호 송연주 장미 이지혜 박세미)

사진 | 박형주(Yul studio)
푸드스타일리스트 | 김미은 노정아(@studio. saseum)
책임편집 | 김화

편집 | 김연주 이희진 김소연
디자인 | 이미정 한송이
마케팅 | 장기봉 이진목 김슬기

인쇄 | 금강인쇄

초판 1쇄 | 2022년 2월 7일
초판 9쇄 | 2024년 10월 11일

펴낸이 | 이진희
펴낸곳 | (주)리스컴

주소 | 서울시 강남구 테헤란로87길 22, 7151호(삼성동, 한국도심공항)
전화번호 | 대표번호 02-540-5192
           편집부 02-544-5194
FAX | 0504-479-4222

등록번호 | 제 2-3348

ISBN 979-11-5616-256-8 13510
책값은 뒤표지에 있습니다.

블로그
blog.naver.com/leescomm

인스타그램
instagram.com/leescom

유튜브
www.youtube.com/c/leescom

유익한 정보와 다양한 이벤트가 있는 리스컴 SNS 채널로 놀러오세요!